Stroke

揭秘
卒中后
非运动障碍

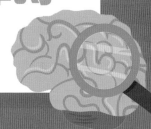

失眠　抑郁　认知障碍

主编｜蔡业峰　倪小佳

人民卫生出版社
·北京·

图书在版编目（CIP）数据

揭秘卒中后非运动障碍：失眠　抑郁　认知障碍 /
蔡业峰，倪小佳主编. — 北京：人民卫生出版社，
2023.10（2024.4 重印）

ISBN 978-7-117-34956-7

Ⅰ.①揭…　Ⅱ.①蔡…　②倪…　Ⅲ.①脑血管疾病 –
并发症 – 失眠 – 诊疗②脑血管疾病 – 并发症 – 抑郁障碍 –
诊疗　Ⅳ.①R743.3

中国国家版本馆 CIP 数据核字（2023）第 111152 号

人卫智网　www.ipmph.com	医学教育、学术、考试、健康，	
	购书智慧智能综合服务平台	
人卫官网　www.pmph.com	人卫官方资讯发布平台	

揭秘卒中后非运动障碍：失眠　抑郁　认知障碍

Jiemi Cuzhonghou Fei Yundong Zhang'ai:
Shimian　Yiyu　Renzhi Zhang'ai

主　　编：蔡业峰　倪小佳
出版发行：人民卫生出版社（中继线 010-59780011）
地　　址：北京市朝阳区潘家园南里 19 号
邮　　编：100021
E - mail：pmph @ pmph.com
购书热线：010-59787592　010-59787584　010-65264830
印　　刷：三河市宏达印刷有限公司
经　　销：新华书店
开　　本：889×1194　1/32　印张：5
字　　数：144 千字
版　　次：2023 年 10 月第 1 版
印　　次：2024 年 4 月第 3 次印刷
标准书号：ISBN 978-7-117-34956-7
定　　价：38.00 元

打击盗版举报电话：010-59787491　E-mail：WQ @ pmph.com
质量问题联系电话：010-59787234　E-mail：zhiliang @ pmph.com
数字融合服务电话：4001118166　E-mail：zengzhi @ pmph.com

揭秘卒中后非运动障碍：
失眠　抑郁　认知障碍

主　编　蔡业峰　倪小佳

副主编　林诗敏　邹丹梅

绘　图　朱品卓

编　委（按姓氏笔画排序）

　　　　邝卓然　冯　梅　朱品卓

　　　　刘玲玲　池嘉欣　孙　录

　　　　杜婷婷　徐碧云　黄冰茹

　　　　盖　诺

致谢

　　感谢兰州大学陈耀龙教授与杨楠博士在"患者与公众指南"制订理念与方法学方面的指导。

　　作者声明本书不存在利益冲突。

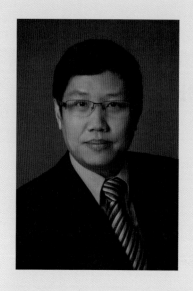

蔡业峰简介

蔡业峰，医学博士、主任中医师、教授、博士研究生导师，现任广东省中医院脑病大科主任，广东省名中医，中国中医科学院中青年名中医，国医大师任继学教授学术经验继承人，美国约翰斯·霍普金斯大学（Johns Hopkins University）访问学者。兼任中华中医药学会脑病分会主任委员，广东省中医药学会脑病专业委员会主任委员，广东省中西医结合学会卒中专业委员会主任委员。

临床方面，师从国医大师任继学教授、伤寒论名师郝万山教授、广东省名中医黄培新教授，勤求古学、善于思考、博采众长，于 2007 年获得中华中医药学会的"全国首届中医药传承高徒奖"，

2008 年获得中华中医药学会的"第二届全国百名杰出青年中医"提名奖，2021 年荣获国家卫生健康委员会脑卒中防治工程十周年"精英楷模奖"，2023 年当选第五届广东省名中医。

科研方面，师从著名临床流行病学专家徐希平教授，聚焦临床问题，善于提出科学假说，运用普适性科学方法兼顾中医的特殊性，开展中西医结合临床和基础研究。主持国家及省部级课题 14 项，主持制订循证实践指南 2 部，以第一作者或通讯作者在 *Stroke*、*Neurology* 等国际知名神经科杂志发表论文 20 余篇，作为主编 / 副主编编写专著 10 部，获得省部级科技奖 11 项。

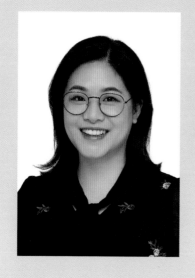

倪小佳简介

　　倪小佳，副研究员，主治医师，硕士研究生导师，取得澳大利亚皇家墨尔本理工大学哲学博士学位、广州中医药大学中西医结合临床专业硕士学位。现任职于广东省中医院脑病中心，是中医药防治脑血管病转化医学研究团队的科研骨干，兼任中华中医药学会脑病分会青年副主任委员、中国中西医结合学会循证医学专业委员会青年委员，入选第七批全国老中医药专家学术经验继承人。

　　她长期从事中医脑病的临床工作与中西医结合循证医学研究。目前主持在研国家级课题 1 项，省部级及厅局级课题 2 项。担任 1 部英文专著主编、2 部中文专著主编 / 副主编，发表中英文学术论文 50 余篇，参与制订循证指南 3 部，包括《中西医结合脑卒中循证实践指南（2019）》《脑卒中中西医结合防治指南》《癫痫中西医结合诊疗指南》，曾获 2015 年度中国中西医结合学会科学技术奖科普奖。

总序

2023年是广东省中医院建院90周年。作为中国近代史上历史最为悠久的中医医院，广东省中医院自1933年建院初期，就以振兴、发展中医药事业和为人民群众提供优质的中医药健康服务为己任，一代代广东省中医院人赓续"上医医国 先觉觉民"的红色基因，砥砺奋进，勇毅前行。

90年筚路蓝缕，90年初心弥坚。长期以来，我们始终高度重视中医药文化弘扬和健康科普传播工作，以人民群众健康需求为导向，充分发挥名院、名科、名医、名药等优势资源，不断创新载体，注重医媒融合，为人民群众生命健康全周期保驾护航，为健康中国建设贡献力量！

值此医院90华诞之际，在上级主管部门的指导下，在人民卫生出版社的大力支持下，我们组织编写这套"献给大家的健康书系列"，作为送给大家的一份特殊的礼物。

这套丛书由医院呼吸科、妇科、脾胃病科、治未病中心、骨伤科、耳鼻喉头颈科、心理睡眠科及脑病科等多个国家级重点专科的团队精耕细作而成，联袂为大家奉上一套健康大餐。在这里，您可以学习国医大师邓铁涛老先生的百岁养生法，可以了解厨房里的膳食养生智慧，还可以了解什么是"正确"的呼吸、如何保护我们"脆弱"的颈椎、怎样睡得更好……希望这套丛书能够成为您健康的"加油站"。

2023年9月

前言

卒中，俗称"中风"，是一种常见的脑血管疾病。随着卒中急症治疗的不断进步，人们将更加长远的目光放在了卒中后遗症的康复上面。

卒中后遗症可分为运动功能障碍和非运动功能障碍，其中非运动功能障碍包括精神障碍、睡眠障碍和认知障碍。一般情况下，精神障碍最常表现为抑郁，睡眠障碍则最常表现为失眠。卒中后患者非运动障碍的症状大多隐蔽，经常得不到重视，恰如冰山下深藏的部分，需要卒中患者群体更加深入地了解与关注。卒中后非运动障碍在现实生活中很常见，不仅影响卒中患者神经功能的康复，还可能导致一系列严重后果。

卒中后失眠指的是发生于卒中后，在睡眠时间充足、睡眠环境舒适时表现出的除原有卒中症状外的一种神经疾病，如入睡困难、睡后频繁醒来等睡眠症状或白天疲乏、困倦、注意力不集中等日间症状。有研究表明，约有 1/3 的卒中患者可被诊断评估工具确定为卒中后失眠。

卒中后抑郁指发生于卒中后，除卒中症状以外的一系列以情绪低落、兴趣缺失为主要特征的情感障碍综合征，还常伴有躯体不适症状。有研究报告，约有 1/3 的卒中幸存者可能患有抑郁症。无论从短期还是长期来看，卒中后抑郁都与死亡风险的增加有关，卒中后抑郁患者的死亡率是非抑郁卒中患者的 1.22 ～ 1.41 倍。

卒中后认知障碍指在卒中后 6 个月内出现的，以注意力、记忆力、语言能力等下降为主要表现的一系列综合征，其中功能下降的程度应达到认知障碍诊断标准。它不仅影响患者的生活质量，还有可能加重功能残疾。

无论从流行病学、症状特点还是可能导致的后果来说，卒中后非运动障碍都是值得关注的病症。目前已有许多相关的指南和专家共识，然而，指南整体质量还有很大的提升空间，对临床实践的指导较为有限。近年来，越来越多的专家强调指南应体现患者的偏好和价值观。

因此，需要一部符合方法学规范、能够解答关键临床问题，同时考虑患者偏好的读物，能为临床医务人员及患者、照料者甚至普通大众提供合理的建议，提升指南在临床实践的可靠性及可实施性。于是，在 2019 年度广东省中医院中医药科学技术研究专项青年项目（YN2019QL10）、2021 年度广州中医药大学"双一流"与高水平大学学科协同创新团队重点项目（编号：2021xk26）以及 2022 年度国家中医优势专科建设项目（脑病专科）的支持下，我们开始了"卒中后非运动障碍患者指南"的系统研究及本书图文资料的编撰工作。

本书主要包含两部分内容，第一部分内容是针对卒中后患者非运动障碍共性问题的临床指导，第二部分内容则细分为卒中后失眠、卒中后抑郁和卒中后认知障碍 3 个病种，并进行针对性指导。3 个病种均按照入院前、住院过程中、出院后 3 个分期进行指导。其中，入院前指导针对疾病识别与预防的内容，住院过程中指导则包含就诊要点、检查诊断、治疗 3 方面，出院后指导主要针对疾病的预后转归和疾病管理，系统、清晰地为患者和照料者提供可靠的证据和建议。

另外，为了提高读物的可实施性，我们聚焦每个病种为照料者提供建议，最后针对性地总结了 10 条建议，并同时标注每条推荐意见的推荐强度，这在一定程度上提升了读物在实际应用时的便捷性。证据和推荐意见的评价分级均依据国际公认的牛津分级方式。

本书有四大特点及优势：第一，遵循规范的制订方法。本书是基于美国医学研究所（IOM）更新的循证医学定义，在重视患者偏好和价值观的理念的指导下，以患者关注的健康问题为中心和当前可获得的最佳证据为基础制订出来的适合患者使用的读物。第二，基于充分、系统的文献检索和实际调查。本书是通过指南全面检索及专家和患者代表共识会确定关键临床问题，并用国际公认的牛津分级方式对当前证据进行系统分级、评价、筛选、整理而制订的。第三，充分考虑患者偏好。与临床常见的临床实践指南不同，本书所面向的对象不限于医务人员，还包括了患者、照料者和普通大众。除此之外，指南工作组在制订时还增加了面向患者的访谈环节，让患者及照料者与专家一同参与到共识会中，鼓励患者代表积极发表意见。第四，图文并茂，生动形象。本书采用简单通俗的语言和简明扼要的图表，以更形象易懂的方式给患者和其他非专业人员提供关于疾病预防、诊断、治疗、管理的可靠信息，这既能够使其了解到基于当前最佳证据的医疗决策，也能促进临床实践指南的实施。

我们相信，经过主编及多名编者的不懈努力，本书无论从专业性、可实施性还是可读性上均有精彩的表现。本书的出版不仅可以为医务工作者、患者及照料者提供可靠的指导和建议，使专业的推荐意见得以真正走向大众并造福于大众，同时还可以促进卒中后非运动障碍在临床实践方面的发展，为有志于探索循证与患者偏好结合方法的各学科学者提供方法学的借鉴。

2023 年 9 月

推荐强度说明

本书确定证据等级与推荐强度采用英国牛津大学循证医学中心的方法，即 Oxford Centre for Evidence-Based Medicine: Levels of Evidence (March 2009)。

推荐意见的可信度是 A > B > C > D			
推荐强度	A	B	C	D
图标	👍	✅	⭐	❤️
科学依据	经过多项同质性随机对照实验的系统综述或单项随机对照实验验证的推荐意见	经过多项同质性队列研究的系统综述或单项队列研究验证的推荐意见	经过多项同质性病例对照研究的系统综述或单项病例对照研究验证的推荐意见	源于专家共识或初拟后通过专家共识的推荐意见
可信度	值得点赞的推荐意见，可信度排第一	值得肯定的推荐意见，可信度排第二	值得收藏的推荐意见，可信度排第三	专家认可的推荐意见，可信度排第四

目录

第一章
就医说明 001

第二章
卒中后失眠 013

第三章
卒中后抑郁 061

第四章
卒中后认知障碍 103

参考文献 137

第一章

就医说明

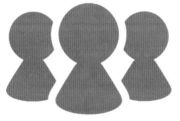

本章提要

本书介绍的卒中后非运动障碍主要包括卒中后失眠、卒中后抑郁与卒中后认知障碍三个病种，三者在诸多方面存在卒中患者共同关注的问题。

本章节内容聚焦于卒中后非运动障碍患者就医过程中的共性问题，旨在帮助患者便利就医，提高就诊效率与医患沟通质量。此外，本章节对卒中后非运动障碍的健康教育、疾病预防、疾病管理与社会支持也进行了详尽的阐述，卒中患者可以通过阅读该部分内容，学习卒中后非运动障碍的共性健康知识。

第一节
就医前需要了解的内容有哪些

一、如何获得规范的就医信息

当你为如何寻找合适的科室就诊烦恼时，可以通过医院的微信公众号、官方网站或联系社区／基层卫生保健机构等方式获取规范的就医信息。

1. 获取就医信息的不同渠道有什么区别

（1）微信公众号：随着微信的普及，各大医院的线上服务也日益完善。患者可以搜索就诊医院的微信公众号，快速、便捷地查找科室与专家介绍，了解近期的出诊专家安排。如有开通人工咨询或人工智能（AI）导诊服务的医院，患者可以通过简单阐述自身症状，了解适合就诊的科室，提高就诊效率。

（2）官方网站：患者可以通过就诊医院的官网，查看具体的就医信息，如各科室介绍、开诊时间与医院楼层分布等。

（3）联系社区或基层卫生保健机构：患者可以咨询社区或基层卫生保健机构的工作人员，了解适合就诊的医院及科室。

2. 就医前该如何选择合适的科室（图 1-1）

若患者出现卒中后遗症，可以先到神经科或者脑病科就诊，改善卒中相关病情。如果想要针对性解决后遗症或者现有治疗仍未能缓解和改善后遗症，可以到与自身疾病相关的专病门诊进行进一步的诊疗。

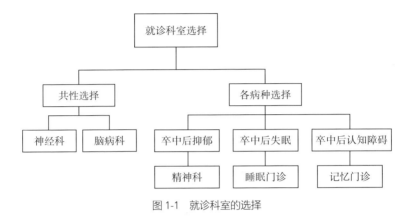

图 1-1　就诊科室的选择

你知道吗

（1）**神经科与脑病科**：神经科如果没有严格区分，一般指的是神经内科。相比于运用手术干预/处理急症的神经外科，神经内科则采用保守方式治疗神经系统疾病。脑病科实质上也是神经内科，这一称呼多见于中医医院和中西医结合医院。

（2）**记忆门诊**：记忆门诊是一种专病化的医疗模式，多设置在医院的神经内科、精神科和老年科。卒中后认知障碍患者如果发现自身记忆力下降或者出现其他认知功能障碍的表现，可以选择到相应科室的记忆门诊进行针对性的治疗。

（3）**睡眠门诊**：睡眠门诊承担着睡眠障碍及相关疾病的诊疗工作，即睡眠医学科室或者睡眠中心开设的门诊。卒中后失眠患者可以选择求助睡眠门诊以进一步诊治自身的失眠症状及相关睡眠障碍。

（4）**精神科**：卒中后抑郁是抑郁症的一种特殊类型，同样在精神科的诊疗范围内。卒中后抑郁患者可以选择到精神科就诊，通过综合运用药物和心理治疗等多种手段改善自身抑郁症状。

二、如何做好就医前准备措施

1. 可提前网上预约挂号　为提高就诊效率，患者可以在就诊医院的微信公众号上了解对应科室的专家出诊安排，提前在线上预约挂号。

2. 携带证件、病历和既往检查报告　除携带个人身份证件和医保卡之外，患者应携带病历和之前的检查报告（包括影像片和化验单）。

患者卒中后非运动障碍与卒中病情息息相关，患者携带的病历及相关检查报告可以帮助临床医师在全面了解患者的卒中病情的同时，避免短期内重复检查，减少不必要的检查费用。

> **温馨提示**
>
> （1）影像片日常需要怎么保存
>
> 1）影像片需要避光防晒，避免长期放置在高温环境中，避免因图像脱色影响临床医师的观看效果。
>
> 2）影像片需要注意防潮和被水打湿，否则容易潮解而使影像片相互粘连，破坏图像。
>
> 3）影像片尽量防止压、折、摩擦，放置时保持影像片的平整，以免产生人工伪影，影响临床医师的判断。
>
> （2）就诊时该如何携带近期的影像片
>
> 1）可以选择不透光的文件夹携带近期的影像片。
>
> 2）将不同类型[X线、计算机断层扫描（CT）、磁共振成像（MRI）]的影像片分类放置。
>
> 3）按照日期先后顺序整理好影像片。
>
> （3）线上咨询时如何把影像片拍得清晰
>
> 1）电脑新建空白 PPT，进入幻灯片放映模式。
>
> 2）将 X 线或 CT 片放在电脑屏幕上，确保文字顺序正确。
>
> 3）使影像片紧贴屏幕，用胶布固定。
>
> 4）拍照时关闭手机闪光灯，分成一格一张或四格一张拍摄，保证图像清晰。
>
> 5）按顺序发送原图。

3. 如患者平时服用药物，可携带药盒或拍照 患者及其照料者，可以在就诊前携带装有患者平时服用药物的药盒或药瓶，也可以提前拍照，所拍照片信息应包括药品名称和药物化学成分。除治疗卒中的药物外，还需要找齐患者服用的其他慢性疾病治疗药物，以便医师完善用药方案，尽可能规避不良反应。

4. 照料者陪同 无论是卒中后认知障碍、卒中后失眠还是卒中后抑郁的患者，就诊时都需要照料者陪同。陪同者应以平时陪伴患者时间最多者优先，照料者需要真实反馈患者的症状，以便临床医师深入了解患者的病情，从而给出精确诊断和合适的治疗方案。

虽然以上 3 个病种的患者都需要照料者的陪同，但病种不同，照料者所发挥的作用也有所不同。

温馨提示

（1）卒中后认知障碍：①就诊时，照料者可在患者自述病情或医师问诊后进行适当的补充，以避免发生因患者记忆力衰退而对病情描述不全的情况。②医师在问诊过程中会询问照料者关于患者卒中后出现的症状以及这些症状是否影响患者日常生活能力的问题。③照料者可以在就诊后向医师询问帮助患者恢复认知功能的相关措施，如记忆力、注意力等方面的训练方法，并了解防止患者摔倒的预防措施以及摔倒后的处理方法。

（2）卒中后失眠：①在对卒中后失眠进行检查、诊断的过程中，会涉及许多与睡眠有关的细节问题，照料者可以帮助补充以完善患者忽略的细节。②常用的睡眠量表匹兹堡睡眠质量指数中包括他评部分，需要由照料者填写，因此要有了解情况的照料者陪同。③照料者可向医师咨询照料建议，了解帮助患者康复、提高生活质量的方法。

（3）卒中后抑郁：①就诊时，照料者的陪同和安抚可以缓解卒中后抑郁患者的紧张情绪，提高患者的配合度。②诊疗过程中，临床医师通常会询问照料者与患者抑郁情绪有关的异常表现，以判断卒中后抑郁发病与否。③照料者可以主动向临床医师寻求照顾卒中后抑郁患者日常生活的建议，了解相关的护理知识。

第二节

医患之间该如何正确交流

与医师沟通时如何提高就诊效率

1. 直接回答最不舒服的症状及持续时间　例如，失眠症状持续了多久？记忆事情或处理复杂问题的能力从什么时候开始下降？情绪持续低落的状态是从什么时候开始的？

2. 准确翔实地表述症状细节

（1）发病时间：例如，症状多在什么时候发生？发作持续多久？1周内发病多少次？

（2）伴随症状：比如注意力下降、记忆力减退、情绪易低落或易被激怒与睡眠质量不佳等多个方面的细节。

3. 告知过敏史　如对某种药物或食品过敏的患者，应主动告知医师。

第三节

健康教育的意义是什么

一、为什么患者需要接受健康知识教育

卒中后遗症的存在让患者长期饱受疾病的折磨，生活质量低下，给患者家庭造成了极大的经济和精神负担。由于缺乏科学规范的健康教育，患者对自身疾病管理缺乏了解，医患沟通方面的能力也表现不足，容易被伪科学、不严谨的"养生"观点误导。

健康知识教育可以帮助卒中患者预防卒中后遗症的发生，及时识别和治疗，通过积极的疾病管理降低卒中及其后遗症加重的风险。

同时，患者对自身疾病相关知识的充分了解，也可以让患者更好地与临床医师沟通，积极配合医师的指导与建议，从而提高患者的依从性，有效改善患者的病情，提高生活质量。

二、如何获得科学、合理的健康教育信息

1. 咨询医护人员。
2. 查阅医院官网 / 公众号。
3. 参加医疗 / 康复机构的健康讲座。
4. 阅读健康科普书籍。
5. 观看系列科普短视频。

第四节
预防卒中后非运动障碍的方法是什么

一、一级预防与二级预防是什么

从卒中后非运动障碍的防治角度来讲，一级预防是指卒中患者在疾病未形成之前积极防范可能造成非运动障碍的不利因素，侧重于基础病的控制。二级预防则是指在卒中后非运动障碍出现后积极预防，以避免疾病的复发或加重。

通俗来说，一级预防是"未病先防"，二级预防则是"既病防变"。

二、预防措施有哪些

1. 重视基础疾病的治疗 积极控制卒中的危险因素，采取针对性的预防和治疗举措。如患有可能诱发卒中后非运动障碍甚至使

其加重的其他疾病，也需要积极治疗和干预。

2. 保持健康的生活习惯

（1）控制饮食，保持清淡、均衡的饮食习惯。

（2）作息规律，保证充分的睡眠。

（3）保持良好的心态，注重情绪管理与控制。

（4）在能力范围内适度锻炼。

3. 寻求社会支持　加强与亲友及外界的沟通与交流，积极寻求社会支持，降低卒中后非运动障碍发病或恶化的可能。

第五节
如何落实疾病管理措施

一、患者该如何进行自我疾病管理

1. 自我调节　患者须控制饮食，保持良好的作息习惯，在能力范围内适度地锻炼，注重日常的情绪管理。

2. 尽早就诊　如果患者的症状符合相应病种（卒中后抑郁／卒中后失眠／卒中后认知障碍）的临床表现或者现有的不适影响到了正常的工作或生活，须尽早到医院就诊，以免延误治疗时机。

3. 健康知识教育　患者可以通过医护人员、社区卫生机构、医院专科推荐的健康教育小册子获得科学、合理的健康教育信息，还可以通过参加医疗／康复机构的健康宣教活动或通过查阅医院官网／公众号获得医疗健康领域的相关信息。

4. 病友会交流　患者可以通过病友会学习与自身疾病相关的疾病管理经验，在与病友的交流中收获友谊，提高社交积极性。

5. 定期评估　为适时调整治疗方案，通常临床医师会建议患者定期前往医院进行评估，届时将根据患者病程和药物疗效确定具体的复查项目和时间间隔。

二、照料者如何为患者的疾病管理提供支持

1. 照料者的监督可以帮助患者增强疾病管理意识

（1）监督患者遵从医嘱，按时按量服药，不随意停药。

（2）督促患者通过正规途径咨询临床医师建议，不随意听信伪科学和谣言。

2. 照料者的观察可以为疾病管理提供及时的反馈

（1）观察患者的表现是否符合疾病特征甚至发生恶化。

 误区

**卒中患者最近吃饭次数增多了，
这是身体健康的表现。**

卒中后认知障碍患者认知功能减退的一大重要表现就是记忆力下降。当卒中患者进食次数增多且忘记自己已经吃饭时，照料者需要警惕，这很有可能是认知功能减退的表现。

（2）观察患者服药期间是否产生不良反应。

（3）对于产生明显抑郁情绪的患者，须观察其有无自杀倾向，防止不良事件的发生。

3. 照料者须及时纠正阻碍患者病情恢复的不利因素

（1）协助患者纠正不良的生活习惯（如饮食、作息与情绪管理等）。

（2）营造利于病情改善的生活环境，防范可能存在的不利／危险因素。

4. 照料者的陪伴与心理支持不可忽视

（1）陪同患者就诊，了解患者的实际病情，学习实用的护理建议。

（2）尽可能抽出时间陪伴患者，加强沟通与交流，及时安抚患者，给予患者温暖和关怀。

（3）照料者应自我保重，保持平和的心态，避免不良情绪在家庭中传播。

第六节
患者该如何获取必要的社会支持

一、为什么患者需要社会支持

1. 患者的压力从何处来　卒中患者客观上承受着社会、家庭及经济的多重压力，卒中一旦发生，患者的神经功能不仅会受损，卒中后可能存在的诸如行动不便、失语症等障碍还会严重影响患者的工作、学习、日常生活、社交和自我实现的能力，这可能会让他们难以接受现实，并因此承受着巨大的心理冲击。尤其当患者看到自己的社会地位逐渐减弱，家庭的经济来源逐渐衰减，而医疗、经济负担不断地增加、身体康复方面没有明显的进展时，往往很容易对疾病的治疗丧失信心，对未来失去希望。由此产生的抑郁、焦虑情绪很有可能加大卒中后抑郁和卒中后失眠的患病风险，甚至可能导致病情恶化，使患者的压力与日俱增。

2. 社会支持能为患者带来什么

（1）客观支持与主观支持：两者的结合能够缓冲卒中恢复期和后遗症期患者的心理压力。社会支持从性质上可以分为两类，一类是客观支持，包括社会网络参与和物质上的直接援助；另一类则是主观支持，即个体被支持、被理解、被尊重的情感体验。客观的社会支持能为患者提供稳定的经济来源和物质支持，主观的社会支持则能为患者带来战胜病魔的勇气和信心，减轻患者的抑郁和焦虑情绪。

（2）家庭支持与社会支持：卒中患者的社会支持，往往离不开家庭的良好配合和社会关怀。家庭支持实质上是社会支持的最核心部分。当卒中并发症如行动不便、失语症对卒中患者与外界的沟通造成客观阻碍时，家庭乃至每个家庭成员，便成了患者与外界沟通的支柱与桥梁。

社会给予的温暖和支持同样不可或缺，良好的社会支持系统不仅可以帮助患者减少不良情绪的影响，还可以促进患者的身心健康。

二、获取社会支持的方法与渠道有哪些

1. 家庭支持

（1）调整心态：在家庭层面上，卒中患者的家属面对家人突发卒中时，需要及时调整心态，适应家庭责任与分工的改变，给予患者更细致、更周到的照料。

 误区

卒中患者最近不爱做家务，不喜欢搭理人，他变得懒惰和冷漠了。

很有可能是卒中患者开始产生了抑郁情绪，这一类的抑郁表现值得警惕。如果不及时消除误会，患者将长期在病痛和误解中度过，很有可能诱发卒中后抑郁的发生甚至加重，而这些抑郁症状也将严重影响卒中患者的日常生活、工作和社交等方面。

（2）积极沟通，给予温暖和关怀：仅有物质上的支持是远远不够的。由于种种原因，部分卒中患者的照料者是护工而非家人，患者常常可能因为缺乏家属的适时关怀而感受不到家庭的温暖，进而产生孤独感和抑郁情绪。患者家属需要更多地关心卒中患者，加强亲人之间的沟通与交流，给予患者情感支持。

（3）陪伴患者，协助患者完成规范的疾病管理：在时间和精力允许的条件下，家属应该陪伴患者进行积极的疾病管理举措，比如监督患者严格实行科学的康复措施，陪伴患者定期去医院复查等。

2. 社会支持

（1）社会组织：寻求志愿服务机构的支持，信任和接纳志愿者提供的帮助。

（2）社区活动：①关注社区的健康讲座、义诊和体检活动，以便及时了解自身的基础健康情况；②积极参与社区的文体活动，比如跟随社区民众打太极、下象棋等，增强与外界的沟通与交流。

（3）与病友交流：主动参与病友会交流活动，与病友互相鼓

励，就病情和康复手段进行沟通和交流。

（4）与好友谈心：寻求好友的帮助，多与好友谈心，排解心中的不良情绪。

（5）工作协调：如果难以适应病情对正常工作的影响，可以寻求同事的帮助，通过协商和调整来减轻工作负担。

第二章

卒中后失眠

本章
提要

卒中后失眠是卒中后遗症之一，是一种特殊的失眠症。大多数患者对卒中后失眠的了解并不深入，在就医、治疗和康复过程中存在诸多不便。

本章节内容将会从卒中后失眠的识别、预防、诊疗过程以及康复手段等方面进行介绍，让患者及其家属了解卒中后失眠的相关知识，辅助患者配合临床医师的诊断和治疗，并掌握一些能够自行操作的预防和康复手段。

第一节
入院前，我们能做什么

一、怎样识别卒中后失眠

1. 卒中后失眠的定义　卒中后失眠是指发生于卒中后，在睡眠时间充足、睡眠环境舒适时表现出的除原有卒中症状外的睡眠症状和日间症状的一种神经疾病。

卒中，俗称"中风"，是一种常见的脑血管疾病。失眠是指在有充足睡眠时间、安静舒适的睡眠环境的前提下，出现入睡困难、睡后频繁醒来等睡眠症状，同时白天伴有疲乏、困倦、注意力不集中等日间症状的一种感觉体验。

💡 **温馨提示**

（1）卒中后失眠是失眠症的一种特殊类型，但它发生于卒中后，如果卒中患者在卒中发生前就已确诊失眠症，则不属于卒中后失眠的范畴（图 2-1）。

（2）研究显示：有 56%～68% 的卒中患者会出现卒中后失眠的症状，所以并非所有的卒中患者都会出现卒中后失眠的后遗症。但由于发生率较高，卒中患者仍需要提高警惕。

（3）卒中后失眠大多发生在卒中急性期（＜1个月），但并不是度过急性期就绝对安全，在急性期后也有一定可能发生卒中后失眠。

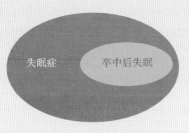

失眠症　卒中后失眠

图 2-1　卒中后失眠与失眠症的关系

2. 卒中后失眠可能出现的症状　卒中后失眠的症状（图 2-2）在以运动障碍、说话不清、口角歪斜为代表的原有卒中症状的基础上，还包括睡眠症状和日间症状。

（1）睡眠症状

1）入睡困难：通常指入睡潜伏期（即入睡所需时间）大于 30分钟。

2）睡眠维持障碍：睡眠过程中频繁醒来，整夜醒来的次数大于或等于 2 次。

3）早醒：比预期更早地醒来，醒来之后难以再次入睡。

（2）日间症状

1）没有进行运动或体力劳动而感到疲乏无力。

2）注意力难以集中，记忆力下降。

3）容易烦躁，容易被激怒。

4）日间思睡。

5）行为出现异常：①多动，同时伴有注意力分散；②容易冲动，情绪控制困难，急躁，易受外界刺激影响，行为的意识控制和监管减弱；③有攻击性，出现难以自控的攻击行为。

6）驱动力、精力或动力缺乏：做事情主动性降低，精神和体力上都感到疲惫。

7）容易出错或是出事故：如进行操作机器、高空作业、驾驶车辆等有风险的活动时比以往更容易出现操作失误，甚至发生事故。

8）在社交、家庭生活、工作、学习等正常活动中出现困难：效率降低、容易出错。

9）对睡眠质量感到担忧，担心睡眠困难继续出现甚至加重：过于担忧睡眠问题持续或是加重，进而对日常生活以及身心状态造成更严重的后果。

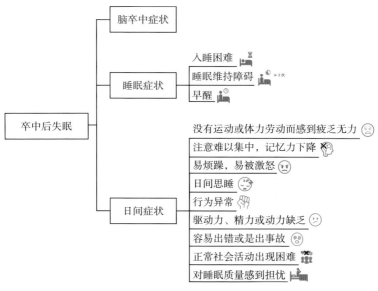

图 2-2 卒中后失眠的症状

3. 如何对自身情况进行评估，并判断是否需要就医

📢 你知道吗

　　卒中后失眠的存在对于卒中的发展有着巨大的影响，会给卒中的康复带来不利的影响，推动卒中朝更危险的方向发展，增加卒中死亡和复发的风险。因此，卒中后失眠的早发现、早治疗十分重要。

　　对卒中后失眠进行自我评估有助于在早期发现疾病并及时施治。由于卒中后失眠是失眠症的一种，目前常将《国际睡眠障碍分类第三版》（ICSD-3）中的失眠症诊断标准运用到卒中后失眠的诊断中来，当卒中患者及其照料者依照患者表现进行评估时，也可以使用该标准。

　　失眠症诊断应具备以下 4 点要求。

　　（1）睡眠症状：入睡困难、睡眠维持障碍、早醒，患者出现其中一种或多种症状。

　　（2）日间症状：患者出现疲劳、乏力，注意力难以集中，记忆力下降，情绪容易烦躁，容易被激怒，日间思睡等 9 种日间症状中的一种或多种。

　　（3）前提条件：这些睡眠困难不能用睡眠机会不充足（比如没有充足的睡眠时间）、睡眠环境不适宜（环境没有达到安全、黑暗、安静、舒适的程度）以及其他睡眠疾病来解释。

　　（4）发生频率：睡眠症状和日间症状每周出现 3 次或者 3 次以上。

　　如果卒中患者的情况符合上述 4 个条件，同时在卒中发生前并未有符合上述标准的睡眠问题，那么就可能已经患上了卒中后失眠，此时不要大意，应该尽快就医，由专业的医师进行审查和判断。

温馨提示

当你发觉自己或家人的情况基本符合诊断标准时，应尽快就医，向专业医师寻求进一步的诊断。如果你还对此抱有怀疑的态度，可以使用"第二节 三、医师可能会使用哪些测评或检查手段"中的匹兹堡睡眠质量指数进行进一步评估，同时也能够简单了解医师常用的测评手段。

人们对于失眠症的认识存在一些误区，卒中后失眠作为失眠症的一种，这些误区也同样存在。

从 ICSD-3 的失眠症标准看来，构成失眠症以下 4 点缺一不可。

（1）对睡眠的不满足：睡眠时间不足，睡眠质量差。

（2）白天的正常活动受到影响：困倦、疲累，活动受到影响。

（3）有足够的睡眠时间和适宜环境作为前提。

（4）睡眠症状和日间症状每周出现 3 次或者 3 次以上。

误区

昨晚只睡了 5～6 个小时，
我一定是失眠了。

除了睡眠的具体时长和质量之外，临床医师还会评估卒中患者具体的睡眠环境，了解日间功能损害以及症状发生的频率，才能为卒中恢复期和后遗症期的患者确立卒中后失眠这一诊断。

失眠症要求睡眠症状和日间症状每周出现 3 次或 3 次以上，偶然的一次或几次入睡困难、睡眠质量差，并不足以支撑失眠症这一诊断。

当卒中患者因为环境嘈杂、光线过亮或熬夜加班等问题而睡眠不足时，不妨尝试改善自己的睡眠环境和睡眠习惯，从源头上解决睡眠不足的问题。

二、如何预防卒中后失眠

1. 卒中后失眠出现的相关因素

（1）卒中部位：卒中后失眠的发生与卒中发生的部位有关，主要是丘脑和脑干。人脑的部分结构与睡眠的调控相关，当卒中发生在这些部位的时候可能会对睡眠的调控产生影响，从而发生失眠症等睡眠障碍。

另外，卒中发生在右侧大脑半球时，卒中后失眠的发生可能性也会更大。

📢 你知道吗

人的脑部构造非常复杂，有人们熟知的大脑和小脑部分，还有间脑和脑干。

人脑不同区域管理身体的不同部位并发挥不同的功能，丘脑、下丘脑、基底节、脑干网状结构、额叶底部、眶额叶皮质等结构就与人的正常睡眠相关。

1）丘脑：与感觉有关，来自全身的、除了嗅觉外的各种感觉都通过丘脑传到大脑，进而由大脑产生感觉。如果丘脑受损，人的感觉就可能会变得迟钝，也有可能变得过于灵敏。

丘脑中的脑干网状结构上行是激动系统，工作时可以让人保持清醒，如果阻断了这个系统，就能够让人安静下来，逐渐进入睡眠状态。

2）脑干：脑干的位置在大脑下方，它的下端与脊柱中的脊髓相连，从下到上可以分为延髓、脑桥和中脑。

在延髓和脑桥里有调节心血管运动、呼吸、吞咽、呕吐等重要生理活动的反射中枢。如果这些中枢受损伤，就会引起心脏、血压等方面的严重问题，甚至危及生命。此外，脑桥还对人的睡眠有调节和控制作用（图 2-3）。

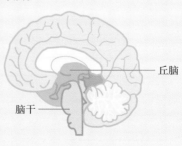

图 2-3　丘脑及脑干位置示意图

（2）发展阶段：卒中发展到一定阶段，患者发生卒中后失眠的概率增高。研究发现，卒中后失眠多发于卒中急性期（＜1个月）的患者，此时患者的卒中症状较为严重，卒中所造成的神经损害处于较严重的阶段，同时心理压力也较大。

（3）其他睡眠障碍：其他类型睡眠障碍的存在对卒中后失眠的发生也有一定影响。

当有其他类型的睡眠障碍如阻塞性睡眠呼吸暂停、中枢性睡眠呼吸暂停、不宁腿综合征、快速眼动睡眠期行为障碍、日间过度嗜睡存在时，卒中患者发生卒中后失眠的可能性更大（表2-1）。

📢 **你知道吗**

表2-1　其他类型睡眠障碍疾病特点表

名称	疾病特点
阻塞性睡眠呼吸暂停	①睡眠时鼻、咽、喉塌陷；②睡眠时呼吸变轻或是暂停，并反复出现；③白天嗜睡
中枢性睡眠呼吸暂停	①大脑功能失常；②睡眠时呼吸暂停时间＞10秒
不宁腿综合征	①休息时强烈地活动腿的欲望，通常有不适感；②活动时欲望和不适感缓解；③傍晚或夜间加重
快速眼动睡眠期行为障碍	①快速眼动睡眠期是"做梦"的时期；②这一阶段的行为障碍与梦境有关，表现为肌肉紧张、发声、出现运动行为
日间过度嗜睡	①白天思睡且不能控制；②轻者：日间的疲劳或困倦，可在看电视、看报纸、坐车或开会时警觉性下降，或者打瞌睡；③重者：交谈、吃饭甚至驾驶时突然入睡，只有搬动或强刺激才能将其唤醒

（4）其他疾病：躯体疾病和精神疾病的存在对卒中后失眠的发生也有影响。

卒中患者大多为中老年人，若合并高血压、糖尿病、心脏病、高脂血症、哮喘、习惯性打鼾等常见的慢性躯体疾病，这些卒中患者患卒中后失眠的概率会比没有这些疾病的患者更高；除了疾病本身的影响，疾病所导致的不适感也会降低睡眠质量，加速失眠症发生，比如胸闷、气短、胸痛、头痛这些不适感都会妨碍患者正常入睡以及维持睡眠。

另外，一些精神疾病的存在也是加速卒中后失眠发生的因素之一，如认知障碍、抑郁、焦虑等。

（5）其他因素：年龄越大、社会支持越少的卒中患者发生卒中后失眠的可能性越大。

2. 该怎样预防卒中后失眠

（1）尽早开始康复锻炼：卒中后失眠是一种常见的卒中后遗症，患者需要警惕卒中后失眠的发生，尽早开始康复锻炼。

（2）积极治疗其他疾病：如果患者已经有高血压等躯体疾病、抑郁等精神疾病、其他睡眠障碍、习惯性打鼾等可能会加速卒中后失眠发生的疾病，则需要积极治疗，尽量缓解这些疾病，以减轻疾病对卒中后失眠的影响。

（3）保持心态放松：由于卒中症状、后遗症、长期治疗、费用问题等压力，患者时常会陷入负面情绪中，这些情绪往往会对患者的睡眠产生消极影响。

为防止卒中后失眠发生及卒中病情恶化，患者需要保持心态放松。

1）患者本人可以通过听轻松舒缓的音乐、主动倾诉压力、深呼吸等方式进行自我调节。

2）照料者要给予患者足够的陪伴，主动倾听患者的倾诉，聊天宽慰患者，还可以利用电视节目、广播、带患者出门散心、做小游戏等方式来转移患者注意力。

（4）注意饮食清淡均衡，减少兴奋性物质的摄入：饮食上尽量清淡，不要过咸、过油，种类应多样，保证营养均衡，多吃一些水果和蔬菜。烟、酒、咖啡、茶都有让人兴奋的作用，容易造成失眠症，因此患者需要尽可能少地摄入这些物质。

（5）营造舒适的睡眠环境：对患者的睡眠环境做出调整，保证安静、干爽、安全；可以适当调整卧室家具摆放，以便患者起卧、上下床、拿取物品。

三、入院就医前该做哪些准备

1. 不要擅自处理，尤其不要擅自服用镇静药、催眠药和其他有促进睡眠作用的药物

（1）镇静药、催眠药：这类药物尤其是大众通常所说的"安眠药"的作用往往立竿见影，而一旦用药不慎就有可能出现严重的不良反应。

（2）其他药物：很多感冒药有一定的助眠作用，有些人在入睡困难时会选择吃感冒药。但以治疗感冒为主的具有助眠作用的其他药物并非对症，这不论是对一般人还是卒中患者都有风险，因此不要擅自服用。

2. 尽快就医，做好就医前准备

（1）准备证件、病历：就医前，准备好患者本人身份证、就诊卡及历史病历。

（2）记清药物信息：记清正在服用的各种药物名称、服用量，或可直接携带药瓶就诊。

（3）可以选择网上挂号：随着网络技术的发展，除了可以在传统的挂号处挂号外，还可以选择网上挂号。就医前可以提前 2～3 天在网上进入医院的挂号系统进行挂号，以省去排队挂号的时间。

第二节
住院过程中，我们需要注意什么

一、患者应去哪里就诊

如果患者怀疑自己可能患有卒中后失眠，那么就需要尽快到正规医疗机构的神经内科、脑病科就医（图2-4）。

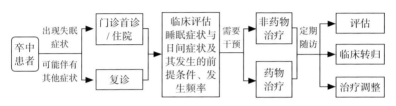

图 2-4　卒中后失眠患者就诊流程

> 💡 **温馨提示**
>
> 如卒中患者尚未出院，发现出现失眠症状时可直接报告管床医师。

二、医师诊断时，患者需要准备哪些信息

众所周知，中医有"望、闻、问、切"，西医有"视、触、叩、听"，不论是哪个科室的临床医师在诊断时都绕不过对患者基本信息和病情的询问，也就是病史采集。

一般来说，在病史采集阶段医师通常会问到以下问题。

1. 卒中相关问题

（1）您是什么时候得卒中的？

（2）您知道卒中发生的确切位置吗？

（3）您现在在行走、做家务上有没有什么不便？

（4）您现在是否在服用治疗卒中的药物？有哪些？

2. 睡眠相关问题

（1）您晚上一般几点睡觉，到睡着大约多长时间？

（2）您晚上睡着后一般醒来几次？醒来后再入睡有没有困难？

（3）您一般每天几点醒来？您希望的醒来时间又是几点？

（4）您白天的正常活动是否会受到影响？比如情绪低落、做事没有动力。

（5）这样的情况持续多长时间了？一周发生几次？

3. 其他问题　您还患有哪些其他疾病（如高血压、糖尿病、心脏病等）？是否在服用治疗这些疾病的药物？服用的药物有哪些？

> **温馨提示**
>
> 治疗其他疾病以及治疗卒中的药物可能会对患者的睡眠有不利的影响，或可能与医师即将应用的治疗卒中后失眠的药物产生相互作用，导致疗效变差甚至产生毒性，所以全面告诉医师所用药物是必要的。

（1）您是否患有抑郁或者是焦虑？

（2）您在近期有没有过情绪波动很大的时候？

（3）您有没有过敏的药物？

> **温馨提示**
>
> 通过病史采集，医师能够获得详细的病情信息，为诊断提供大量的线索和依据，其完整性和准确度对疾病的诊断和处理都至关重要。因此，患者和照料者需要翔实、全面地回答。
>
> 患者可以对上述问题提前做信息准备。
>
> 就诊准备中提到的携带患者过往的病历资料也是为这个阶段服务，因为病历资料是对患者过去所患疾病、疾病发生发展过程以及医师诊断治疗过程的翔实记录，通常比患者或者照料者的描述更加准确。

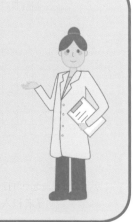

三、医师可能会使用哪些测评或检查手段

对于卒中后失眠，除了必要的病史采集，临床上通常还需要借助其他工具进一步确诊。

目前临床上应用于卒中后失眠的主要有睡眠日记、生活质量和日间功能问卷、匹兹堡睡眠质量指数（Pittsburgh sleep quality index，PSQI）、多导睡眠图、体动记录仪。

1. 睡眠日记　睡眠日记是一种主观性睡眠评估的可靠方法，患者可以通过它来记录自己的睡眠情况以及受睡眠影响的日间状况。

由于睡眠日记可以直观地传达患者的一般睡眠情况和一定场景下患者睡眠的变化，是医师评估病情并做出最终诊断的重要依据，因此，患者和照料者在记录睡眠日记时需要尽可能地准确。

一般来说，睡眠日记的基本格式有如下2种（表2-2，表2-3）。

表 2-2　睡眠日记格式 1

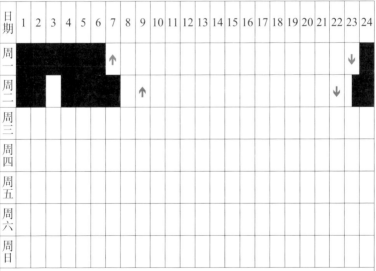

注：表格中深色块为处于睡眠状态的时间，白色块为处于醒来状态的时间；向上的箭头代表起床时间，向下的箭头代表关灯开始休息的时间；注意时间尽量准确，如果醒来和入睡的时间点并非整点，那么代表 1 小时的一格可以不必涂满

表 2-3　睡眠日记格式 2

	第一天	第二天	第三天	第四天	第五天	第六天	第七天
上床时间（时 / 分）							
入睡时间（时 / 分）							
醒来时间（时 / 分）							
起床时间（时 / 分）							
醒来次数							
入睡后醒来清醒的时间（分钟）							
醒来原因							
总醒来时间（分钟）							
总睡眠时间（时 / 分）							
是否服用助眠药物（若是,几片）							
是否饮酒							
醒来后自觉睡眠质量							
醒来后的活动状态							

睡眠质量及活动状态以计分方式呈现(图 2-5)

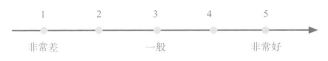

图 2-5　睡眠日记格式二计分方式

注:请在第二天起床后 1 ~ 2 小时内填写

 温馨提示

睡眠日记一般需要记录 1 ~ 2 周。

睡眠日记的记录可采用以下 2 种形式。

（1）**纸质形式**: 打印表格、徒手绘制。

（2）**电子手表 / 手环 / 智能手机应用程序（App）**: 在使用这些设备前需要先征得医师同意。

临床如果要求记录睡眠日记,医师通常会给予患者睡眠日记模板或是睡眠日记中需要记录的内容。

2. 匹兹堡睡眠质量指数　匹兹堡睡眠质量指数（Pittsburgh sleep quality index，PSQI）是临床使用率颇高的量表,它能够对使用者的整体睡眠情况进行综合评估,一般用于评定患者最近一个月的睡眠质量,尤其常用于高龄患者睡眠质量的评价。

该量表不仅能够评定睡眠障碍患者的睡眠情况,也能够对一般人的睡眠情况进行评估。

以下是匹兹堡睡眠质量指数的内容（表 2-4）。

表 2-4 匹兹堡睡眠质量指数

以下的问题仅与你过去 1 个月内的睡眠习惯有关, 请对过去 1 个月多数的白天和晚上的睡眠情况做精确的回答, 要回答所有的问题。
(选择题可在对应选项前的方框处打√)

条目	项目	评分			
		0 分	1 分	2 分	3 分
1	近 1 个月, 晚上上床睡觉通常在　　点				
2	近 1 个月, 从上床到入睡通常需要　　分钟	□ ≤ 15 分钟	□ 16 ~ 30 分钟	□ 31 ~ 60 分钟	□ ≥ 60 分钟
3	近 1 个月, 通常早上　　点起床				
4	近 1 个月, 每晚通常实际睡眠　　小时 (不等于卧床时间)				
5	近 1 个月, 因为下列情况影响睡眠而烦恼				
	a. 入睡困难 (不能在 30 分钟内入睡)	□无	□ < 1 次 / 周	□ 1 ~ 2 次 / 周	□ ≥ 3 次 / 周
	b. 夜间易醒或早醒	□无	□ < 1 次 / 周	□ 1 ~ 2 次 / 周	□ ≥ 3 次 / 周
	c. 夜间去厕所	□无	□ < 1 次 / 周	□ 1 ~ 2 次 / 周	□ ≥ 3 次 / 周
	d. 呼吸不畅	□无	□ < 1 次 / 周	□ 1 ~ 2 次 / 周	□ ≥ 3 次 / 周

以下的问题仅与你过去1个月内的睡眠习惯有关,请对过去1个月多数白天和晚上的睡眠情况做精确的回答,要回答所有的问题。(选择题可在对应选项前的方框处打√)

条目	项目	评分			
		0分	1分	2分	3分
5	e. 咳嗽或鼾声高	□无	□<1次/周	□1~2次/周	□≥3次/周
	f. 感觉冷	□无	□<1次/周	□1~2次/周	□≥3次/周
	g. 感觉热	□无	□<1次/周	□1~2次/周	□≥3次/周
	h. 做噩梦	□无	□<1次/周	□1~2次/周	□≥3次/周
	i. 疼痛不适	□无	□<1次/周	□1~2次/周	□≥3次/周
	j. 其他影响睡眠的事情	□无	□<1次/周	□1~2次/周	□≥3次/周
	如有,请说明				
6	近1个月,总的来说,您认为您的睡眠质量	□很好	□较好	□较差	□很差
7	近1个月,您用药物催眠的情况	□无	□<1次/周	□1~2次/周	□≥3次/周
8	近1个月,您常感到困倦吗	□无	□<1次/周	□1~2次/周	□≥3次/周
9	近1个月您做事情的精力不足吗	□没有	□偶尔有	□有时有	□经常有

以下的问题仅与你过去1个月内的睡眠习惯有关,请对过去1个月多数白天和晚上的睡眠情况做精确的回答,要回答所有的问题。(选择题可在对应选项前的方框处打√)

条目	项目	评分			
		0分	1分	2分	3分
10	近一个月有无下列情况（请咨询同寝者）				
	a. 高声打鼾	□无	□ < 1次/周	□ 1～2次/周	□ ≥ 3次/周
	b. 睡眠中较长时间的呼吸暂停（呼吸憋气）现象	□无	□ < 1次/周	□ 1～2次/周	□ ≥ 3次/周
	c. 睡眠中腿部抽动或痉挛	□无	□ < 1次/周	□ 1～2次/周	□ ≥ 3次/周
	d. 睡眠中出现不能辨认方向或意识模糊的情况	□无	□ < 1次/周	□ 1～2次/周	□ ≥ 3次/周
	e. 睡眠中存在其他影响睡眠的特殊情况	□无	□ < 1次/周	□ 1～2次/周	□ ≥ 3次/周

由于匹兹堡睡眠指数量表的计分方法（表2-5）较为复杂，所以这里用表格方式来呈现。

表 2-5 匹兹堡睡眠质量指数计分方法

在量表的 19 个自评条目中 18 个条目被记入指数评分内,它们组成 7 个成分,每个成分按 0 ~ 3 分计分,每个成分得分 0 ~ 3 分,将各成分得分累加即为匹兹堡睡眠质量指数的总分,总分范围为 0 ~ 21 分,得分越高就表示睡眠质量越差。
睡眠效率=条目 4 睡眠时间 /(条目 3 起床时间-条目 1 上床时间)×100%

成分	内容	评分			
		0 分	1 分	2 分	3 分
A. 睡眠质量	条目 6 计分	□很好	□较好	□较差	□很差
B. 入睡时间	条目 2 和 5a 计分累加	□0 分	□1 ~ 2 分	□3 ~ 4 分	□5 ~ 6 分
C. 睡眠时间	条目 4 计分	□> 7 小时	□6 ~ 7 小时(不含 6 小时)	□5 ~ 6 小时(含 6 小时)	□< 5 小时
D. 睡眠效率	以条目 1、条目 3、条目 4 的应答计算睡眠效率	□> 85%	□75% ~ 85%(不含 75%)	□65% ~ 75%(含 75%)	□< 65%
E. 睡眠障碍	条目 5b ~ 5j 计分累加	□0 分	□1 ~ 9 分	□10 ~ 18 分	□19 ~ 27 分
F. 催眠药物	条目 7 计分	□无	□< 1 次 / 周	□1 ~ 2 次 / 周	□≥ 3 次 / 周
G. 日间功能障碍	条目 8 和条目 9 的计分累加	□0 分	□1 ~ 2 分	□3 ~ 4 分	□5 ~ 6 分

PSQI 总分=成分 A+ 成分 B+ 成分 C+ 成分 D+ 成分 E+ 成分 F+ 成分 G
总分评价等级
< 7 分:睡眠质量良好
≥ 7 分:睡眠质量不良

填写该量表一般需要 5 ~ 10 分钟，填写答案时需要耐心，并且务必精确。只有患者填写的数据足够准确，医师才能对此做出更贴近病情的分析和判断。一般情况下，总分由医师计算分析。

💡 **温馨提示**

由于匹兹堡睡眠质量指数不仅能够评估睡眠障碍患者的睡眠情况，也能对一般人的睡眠情况进行评估，因此该量表的自评条目也可用于入院前的识别和治疗过程中的自我评估。此时，患者或是照料者就需要自行计算总分并进行分析，因此，患者和照料者需要掌握计算和分析的能力。

该量表源于以下文献：BUYSSE DJ, REYNOLDS CF, MONK TH. Berman SR & Kupfer psychiatric research and practice[J]. Psychiatry Research, 28(2), 193-213. The detailed scoring instructions are at the end of this journal article.

3. 多导睡眠图 卒中后失眠的睡眠症状和日间症状有时在其他睡眠障碍中也会出现，为了排除其他睡眠障碍的可能，同时获取患者睡眠情况的客观指标，医师通常会为患者安排多导睡眠图监测（图 2-6）。

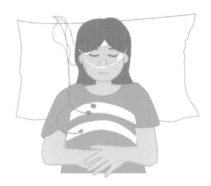

图 2-6　多导睡眠图应用示意图

📢 **你知道吗**

多导睡眠图的检查所使用的仪器叫作多导睡眠监测仪，可记录、分析整个夜间睡眠过程中的脑电图、眼动图、心电图、呼吸运动、体位、鼾声、手指血氧饱和度等，它可以对患者的睡眠时间和睡眠分期进行评价，以便医师更好地掌握患者的睡眠情况和发生问题的睡眠期，为临床治疗提供可靠资料。

多导睡眠图又叫整夜多导睡眠图，一般需要整夜监测（监测时间 >
7 小时），患者在做这项检查时需要在医院连接上仪器睡一晚。

在做这一项检查前，患者需要注意以下 6 点。

（1）从检查当天的中午开始不要饮用可引起兴奋的饮料，如茶、咖啡、巧克力和可乐等。

（2）检查前尽量不要饮酒。

（3）长期服用某种药物治疗的患者可以提前向医师咨询哪些药物需要停止服用。

（4）如果平时没有日间小睡的习惯，检查当天不要小睡。

（5）检查前尽量在家中淋浴，但是不要全身使用沐浴液，冲洗之后也不要使用美发、护发用品。

（6）请尽量保持情绪、心态与在家中一致，不要紧张，因医院环境造成不适时可以及时与医护人员沟通进行调整。

4. 体动记录仪　体动记录仪是一种形似运动手环的设备，轻便且对日常生活的妨碍小，平时佩戴可以在不影响正常活动的同时持续监测患者的睡眠情况，为诊治提供动态的睡眠数据。

体动记录仪往往有和仪器适配的对应手机 App，通过手环传回的数据反映患者的睡眠情况，更加简单直观，作为患者或是照料者，也可以在平时掌握患者的睡眠数据。

体动记录仪除动态记录睡眠数据外，还能够反映患者生命活动的周期性变化。在用于卒中后失眠的检查时，体动记录仪可以用于描述睡眠类型，尤其适用于对自身睡眠的感知能力比较差的患者。

睡眠类型有以下 4 种：①早睡早起型；②晚睡晚起型；③早睡晚起型；④晚睡早起型。

四、治疗过程中，医师可能会运用哪些治疗方法

随着医学不断地进步，治疗疾病的手段越发丰富多样，不再局限于单一的药物治疗，而是出现了种类众多的非药物治疗，以及药物和非药物治疗联合的干预措施。目前公认的能够改善卒中后失眠的治疗方法包括心理治疗、物理治疗、中医治疗和药物治疗4大类（图2-7）。

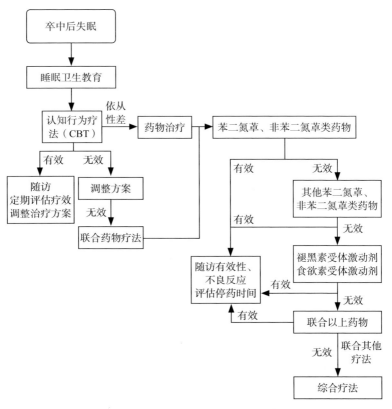

图2-7 卒中后失眠治疗方法汇总导图

1. 非药物治疗 非药物治疗方法是指不通过服药的手段就能够达到治疗目的的治疗方法。4类治疗方法中的心理治疗和物理治疗就属于非药物治疗。

（1）心理治疗

从卒中后失眠治疗的角度，心理治疗能够改变患者对睡眠和睡眠习惯的错误认知，帮助患者疏解情绪，改善整体状态，增强患者改变现状和治愈疾病的信心。

临床上常用的治疗卒中后失眠的心理治疗手段有睡眠卫生与健康教育和失眠认知行为疗法（CBT）。

1）睡眠卫生与健康教育：卒中后失眠患者往往有不健康的睡眠习惯、错误的睡眠观念，这不仅能促进疾病的发生，还能妨碍对疾病的治疗。

睡眠卫生与健康教育能够通过心理引导的方式，帮助卒中后失眠患者认识到不健康的睡眠习惯在疾病发生、发展过程中产生的重要影响，以及对治疗的阻碍。睡眠卫生与健康教育可向患者传授健康的睡眠知识，督促患者做出改变，养成健康的睡眠习惯，从而消除不健康睡眠习惯对疾病和治疗的影响，缓解症状，防止病情恶化。

💡 **温馨提示**

睡眠卫生与健康教育是认知行为疗法的一部分，由于睡眠卫生与健康教育在卒中后失眠的治疗中相较于整体的认知行为疗法更为基础，故通常将睡眠卫生教育与认知行为疗法分开应用。

睡眠卫生与健康教育在整个卒中后失眠的治疗过程中处于基础地位，但对于神经损伤和顽固的错误认知及行为的疗效不及药物治疗和认知行为疗法，单纯依靠睡眠卫生教育来治疗卒中后失眠是不够的，因此不能一劳永逸，还需要应用其他疗法。

通常，睡眠卫生和健康教育的内容包括以下方面。

①鼓励卒中患者尽早开始康复锻炼，锻炼要适度且规律。

②睡前数小时内（一般在午饭后）就要开始避免使用引起兴奋的物质（咖啡、烟、茶，尤其是浓茶等）。

③睡前不要饮酒，尤其不能利用酒精来帮助入眠。

④晚饭不要过饱，睡前不要大吃大喝或是吃不容易消化的食物。

⑤每天安排规律、适度的体育锻炼，睡前 3~4 小时应该避免剧烈运动。

⑥睡前至少 1 小时内不要进行容易引起兴奋的脑力劳动，如思

考问题或观看容易引起兴奋的书籍和影视节目。

⑦卧室环境应该安静、舒适，光线、温度和湿度适宜（温度在 25～32℃，室内要清爽，尽量不要让患者感到潮湿）。

⑧保持每日规律的作息时间。

⑨卧室只是用来睡觉的，不要在非睡觉时间长时间待在卧室。

📢 **你知道吗**

卒中患者可以进行什么康复锻炼？

康复锻炼在患者发病的 2 周内就可以开始进行了，这一阶段可以进行以下康复锻炼。

①关节活动范围训练、诱发反射训练、逐次卧位训练：患者发病后第3～4周就到达了病情的稳定期，这一阶段可以进行一些床上主动运动。

②起坐训练、摆腿运动、摆肩、左右翻身运动：患者发病后第3～4周后到第6个月是卒中恢复期，这一阶段可以进行站立、步行、上下楼梯训练，并且配合日常生活功能训练。

③起立训练、平衡训练、日常功能训练：进食、洗漱、穿脱衣物、进出厕所等。

2）失眠认知行为疗法：认知行为疗法是将认知疗法和行为疗法结合，强调人的认知活动（包括思维、想象、言语等）在心理障碍中的重要作用，通过改变患者思维和行为的方法来改变不良的认知，以达到消除不良情绪和行为这一目标的心理治疗方法。

💡 **温馨提示**

失眠认知行为疗法通常是一种短期的治疗，具体的疗程要根据患者自身问题的严重程度来确定。其标准方案为每周 1 次，共 6～8 周，治疗次数可根据患者的需要适当调整。

失眠认知行为疗法针对性强，高度个体化，是治疗失眠乃至卒中后失眠的主要方法，通常作为卒中后失眠治疗的首选方法。

作为心理治疗的一种，认知行为治疗有着一套承自一般心理治疗的流程（图2-8）。医师通常用1~2周的时间来建立医患关系、确定治疗目标、制订治疗计划。

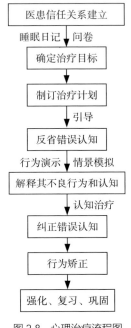

图2-8　心理治疗流程图

💡 **温馨提示**

　　制订治疗计划时，医师通常会选择和患者一同制订，充分考虑患者的需求和偏好，以期获得好的患者依从性，因此患者可以大胆提出问题、建议和意见，保证治疗的过程不会令自己感到不适。

　　实际治疗手段可以简单地分为2部分：认知疗法和行为矫正。
　　认知疗法的目的是改变患者对卒中后失眠的错误认知，改变患者对睡眠问题的态度。具体包括：①对睡眠保持一种平和的态度，不要太过期望，更不要将所有的问题都归咎于睡眠问题；②睡觉时避免太过强烈的入睡期望，不要强行要求自己入睡；③不要过分关注睡眠，更不要为此产生挫败感。

行为矫正技术包括刺激控制疗法、睡眠限制疗法、放松疗法。

刺激控制疗法旨在重新建立床和睡眠的积极联系，让患者更易入睡。主要内容有：①只有在有睡意时才上床；②如果卧床20分钟无法入睡就要起床离开卧室，等到再次有睡意时才返回卧室卧床睡觉；③只在睡觉时上床；④不论几时入睡都要保持规律的起床时间；⑤避免日间小睡（规律午睡除外）。

睡眠限制疗法是通过缩短卧床时保持清醒状态的时间，从而使卧床时间与实际睡眠时间相符，进而增加卧床的入睡驱动力，提高睡眠效率。主要内容包括：①减少卧床时间，如睡眠效率维持85%以上至少1周，可以增加15～20分钟卧床时间；②如睡眠效率＜80%，减少15～20分钟卧床时间；③睡眠效率在80%～85%时可保持卧床时间不变；④可以有半小时内的规律午睡，保持规律的午睡起床时间。

💡 **温馨提示**

认知疗法、刺激控制疗法和睡眠限制疗法的内容都具有一定的教育性质，并且执行简单，医师初次指导后即可由患者自己遵照治疗内容进行实践。

与睡眠卫生与健康教育相似，患者需要学会并坚持实践治疗内容。

同时需要注意，如果在正确坚持一段时间后睡眠问题并未改善，患者需要告诉医师来对治疗内容进行调整。

放松疗法旨在缓解/消除精神紧张、焦虑给睡眠带来的不良后果，降低警觉性，减少夜间醒来的次数。主要包括逐渐递进的肌肉放松、指导性想象、腹式呼吸训练（图2-9），通过放松肌肉、思维环境和呼吸来放松身心。

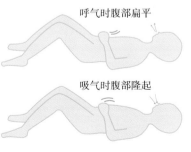

图2-9　腹式呼吸示意图

　　认知行为疗法患者的参与程度往往非常高，认知疗法的观念指导与行为矫正技术的各项手段都需要患者切实进行，照料者进行辅助和监督。

　　（2）物理治疗：物理治疗是临床常用的康复治疗手段，目前确定能够有效缓解卒中后失眠的物理治疗有八种：光照疗法、经颅磁刺激（图 2-10）、生物反馈治疗（图 2-11）、经颅微电流刺激疗法、饮食疗法、芳香疗法、按摩、顺势疗法。由于物理治疗大多需要专业仪器和 / 或专业知识技能，因此一般由医师主导，而患者则需要积极配合医师的指示。

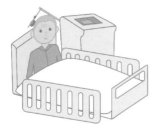

图 2-10　经颅磁刺激示意图

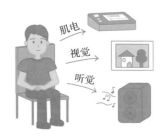

图 2-11　生物反馈治疗示意图

1）光照疗法：光照疗法是指通过光照调节患者睡眠节律，达到治疗卒中后失眠的目的。它能够抑制褪黑素的分泌，调节患者的入睡时间及觉醒时间。

2）经颅磁刺激：是通过磁信号透过颅骨刺激大脑神经或外周神经肌肉从而达到治疗目的的方法。

3）生物反馈治疗：使用现代仪器如肌电反馈仪、脑电反馈仪、皮温反馈仪，通过人体内生理/病理信息的反馈训练患者有意识地对心理活动等进行控制，从而达到治疗目的。

4）经颅微电流刺激疗法：是指通过低强度的微量电流对大脑进行刺激，促使大脑分泌与睡眠有关的神经递质和激素，从而治疗失眠。

5）饮食疗法：通过调整饮食及营养结构以达到调整人体健康状况的目的，通常以营养学或中医理论为指导。

6）芳香疗法：是将有芳香气味的药物，如丁香、藿香、薄荷等，制成适当的剂型，作用于全身或局部来治疗疾病。

7）按摩：以中医脏腑经络理论为基础，用专业的按摩手法作用于体表特定部位来调节人体状况，从而达到治疗目的。

8）顺势疗法：是替代医学的一种，理论基础为"同样的制剂治疗同类疾病"，意思是为了治疗某种疾病，需要使用一种能够在健康人群中产生相同症状的药剂。

2. 药物治疗　药物治疗是一种为大众所熟知的治疗手段，是指通过服药的手段达到治疗目的的治疗方法。

💡 **温馨提示**

在进行对卒中后失眠的治疗时，如果认知行为疗法无效、不可用，临床上通常使用药物来治疗。但需要注意的是：药物的治疗作用和副作用往往同时存在，且不可避免，因此并不是发现患病就立刻使用药物疗法，睡眠卫生与健康教育、认知行为疗法等心理治疗手段是必要的。

目前常用到的药物有苯二氮䓬类药物、非苯二氮䓬类药物、褪黑素受体激动剂、食欲素受体拮抗剂和具有镇静催眠作用的抗抑郁药。

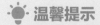

温馨提示

【特殊人群用药】

老年人首选认知行为疗法，用药强调间歇疗法。采用隔日用药或是间断给药的方式叫作间歇用药。

由于药物的副作用以及长期用药可能会带来的更多不良反应，这类药物的使用原则是短期用药。

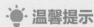

温馨提示

（1）药物可能导致过敏反应，对任何药物中起治疗作用的成分以及药用淀粉、麦芽糊精等辅料过敏的患者请勿使用该药物。

（2）在使用药物治疗时，一定要记清服药时间和药量。

（3）如果患者忘记吃药时间或是药量，照料者需要及时提醒。

（4）如果出现明显的不良反应，或治疗效果差，请尽快到医院复诊，由医师确定是否需要调整用药，不可擅自调整药量。

（1）苯二氮䓬类药物：苯二氮䓬类药物在失眠、焦虑、抑郁的治疗中有比较广泛的应用。尤其在卒中后失眠的治疗中，苯二氮䓬类药物是临床上经常应用的一类药物。

温馨提示

【药物作用】

1）镇静催眠：①增加总睡眠时长。②减少夜间醒来次数。

2）抗焦虑。

3）松弛肌肉。

【不良反应】

1）日间思睡、嗜睡、乏力、健忘、头晕。

2）长期应用可能会导致药物上瘾、药效减弱甚至失眠加重。

3）使用剂量过大可能会出现身体震颤、躯体动作异常。

【注意事项】

1）短期用药。

2）避免长期大量使用而对药物上瘾。

3）停药时要缓慢减量直至停用。

4）服药期间避免操纵机器、驾车、高空作业等危险活动。这类药物的不良反应对操纵机器和驾车以及高空作业等较为危险的工作都存在潜在的事故危险，需要引起注意并尽量避免。

5）注意老年患者或原本行动不便的患者摔倒/跌倒。药物松弛肌肉的作用会导致患者肌肉力量有所下降，在老年患者中可能会造成跌扑。患者及照料者要警惕这类情况的发生，注意防护。

具体措施包括：①患者可以选择身边有桌子、墙、扶手等路线行走，可以帮助支撑身体，尽量避免在易跌倒的道路上行走；②照料者可以安排专人照看、搀扶患者或帮助患者习惯使用拐杖；③可以将家中桌角等明显折角处包上软边，地面铺上柔软地毯，这样即便患者跌倒也可以减轻伤害；④患者出行尽量由照料者陪同。

临床常用的苯二氮䓬类药物包括阿普唑仑、艾司唑仑、地西泮等（表 2-6）。

表 2-6　苯二氮䓬类药物对比

药物名称	阿普唑仑片	艾司唑仑片	地西泮
用量	成人：0.4 ~ 0.8mg 老年人：初始 0.2mg，后续依治疗效果逐渐增量	成人：1 ~ 2mg	成人：5 ~ 10mg 老年人减量
服药方式	口服，每天 1 次		
服药时间	睡前 1 小时	睡前 1 小时	睡前半小时 ~ 1 小时
禁忌证	慎用 1. 伴有重症肌无力、青光眼、肝病、肾病、严重慢性阻塞性肺疾病等疾病患者	慎用：伴有重症肌无力、青光眼、肝病、肾病、严重慢性阻塞性肺疾病等疾病患者	慎用 1. 伴有重症肌无力、青光眼、肝病、肾病、多动症、严重慢性阻塞性肺疾病等疾病患者

药物名称	阿普唑仑片	艾司唑仑片	地西泮
禁忌证	2. 驾驶员、高空作业者、从事危险精细工作者		2. 近期受过外伤、做过手术、长期卧床者禁用;孕妇禁用
注意事项	1. 注意癫痫患者突然停药可能导致癫痫发作 2. 患者出现呼吸困难、低血压,提示用量过大,需要减量		

（2）非苯二氮䓬类药物：这一类药物的疗效与苯二氮䓬类药物相似，能够有效改善睡眠情况。但它更为安全，不良反应的发生率低，通常是卒中后失眠药物治疗的首选药物。

临床常用的非苯二氮䓬类药物包括酒石酸唑吡坦、佐匹克隆、右佐匹克隆等（表 2-7）。

表 2-7　非苯二氮䓬类药物对比

药物名称	酒石酸唑吡坦	佐匹克隆	右佐匹克隆
用量	成人:10mg 老年人或体弱者、肝病患者:5mg	成人:7.5mg 老年人 3.75mg,依治疗效果逐渐增量 肝病患者:3.75mg	成人:2 ~ 3mg 入睡困难老年人:1 ~ 2mg 睡后易醒、早醒的老年人:2mg 严重肝病患者:初始剂量为 1mg
服药方式	口服,每天 1 次,不可多次服用		
服药时间	临睡时		
不良反应	腹泻、恶心、消化不良、嗜睡、头晕	呼吸抑制:短气、气促	
慎用	慎用 1. 严重慢性肝病患者 2. 曾服用过该药物并出现复杂睡眠行为(如梦游症)者		

药物名称	酒石酸唑吡坦	佐匹克隆	右佐匹克隆
禁用	伴有呼吸系统疾病、睡眠呼吸暂停综合征、重症肌无力者		
注意事项	1. 服药次日不要进行驾驶、高空作业、操作机械等有潜在危险的活动 2. 连续用药时间不要过长,坚持短期用药原则 3. 停药应逐渐减量		

（3）褪黑素受体激动剂：临床用到的褪黑素受体激动剂有雷美尔通、阿戈美拉汀等，这类药物能够调整并稳定人体睡眠和醒来的规律，缩短入睡所需要的时间（表 2-8）。

表 2-8 褪黑素受体激动剂药物举例及特征

药物名称	阿戈美拉汀
用量	成人:25 ~ 50mg
服药方式	口服(空腹或与食物同时服用均可),每天 1 次
服药时间	睡前
禁忌证	慎用:肾病患者 禁用:乙型肝炎病毒携带者 / 患者、丙型肝炎病毒携带者 / 患者、检查提示肝功能损害患者或转氨酶升高超过正常上限者
注意事项	1. 所有患者均需要在治疗开始前检查肝功能,剂量增加时,应按照与起始治疗相同的频率再次进行肝功能检查 2. 阿戈美拉汀在 75 岁以上患者中的疗效尚未得到证实,因此该年龄段患者不应使用 3. 当患者出现躁狂症状时,应停止使用

（4）食欲素受体拮抗剂：食欲素受体拮抗剂是通过阻断促进苏醒的食欲素和食欲素受体的结合从而减弱食欲素的促醒作用，维持睡眠，减少早醒。

临床用到的食欲素受体拮抗剂有苏沃雷生（表 2-9）。苏沃雷生 2014 年获得了美国食品药品监督管理局批准进入临床应用，现有的研究数据显示，它有较好的改善睡眠的效果。

温馨提示

　　由于缺乏卒中后失眠患者的治疗研究，卒中后失眠患者的临床疗效并不是十分明确。同时苏沃雷生尚未在国内上市，属于进口药，较难买到，价格也较为昂贵。

【不良反应】

头晕、恶心、呕吐、失眠恶化、幻觉。

表 2-9　食欲素受体拮抗剂药物举例及特征

药物名称	苏沃雷生
用量	成人：10 ~ 20mg
服药方式	口服，每天 1 次
服药时间	睡前 30 分钟内
慎用	呼吸功能障碍者、严重精神抑郁患者
注意事项	1. 避免驾驶、操作机器等需要精神高度注意的活动 2. 注意睡眠复杂行为（如梦游症）出现 3. 药物可能会对呼吸产生阻碍，服药时需要密切注意

　　（5）具有镇静催眠作用的抗抑郁药：临床用到的具有镇静催眠作用的抗抑郁药有氟伏沙明、多塞平、米氮平或帕罗西汀等。

　　这一类药物由于缺乏大量卒中后失眠应用研究证据确定其具体治疗效果和不良反应，因此一般在治疗卒中后失眠时仅用于同时患有抑郁或焦虑的患者，同时需要密切关注疗效和不良反应，药物的调整及不良反应的处理应在医嘱下进行。

💡 **温馨提示**

【注意事项】

1）尽量应用能够保证药效的最小剂量。

2）患者或照料者不可擅自调整药量。

3）患者及照料者需要密切关注不良反应。

4）卒中后失眠患者服用抗抑郁药时可能会出现明显的不良反应，患者和照料者需要密切关注，一旦发现有不良反应，请尽快告诉医师。

💡 **温馨提示**

用药过程中可能会出现不良反应强烈、药物未产生作用、作用未达到预期等情况，此时需要及时换药，以免出现更为严重的不良反应或是延误病情。

因此，在用药过程中，临床医师会密切关注不良反应的发生，同时要求患者及其照料者一旦发现不良反应就及时报告。在住院期间及随访过程中，医师也会询问患者的服药情况是否遵照医嘱、是否出现不良反应、症状是否有所改善、改善程度如何。患者及其家属需要及时报告不良反应，翔实回答医师的询问。

3. 中医治疗　近年来，中医在卒中及失眠的治疗中的应用越来越受到公众的认可，目前应用于卒中后失眠治疗的中医疗法主要有中成药百乐眠胶囊、针灸疗法以及传统的中药方剂。

（1）百乐眠胶囊：研究显示，百乐眠胶囊对于卒中急性期的失眠有一定的治疗效果，能够明显改善卒中后失眠患者的睡眠质量和日常活动能力，对失眠的睡眠症状和由此引起的日间症状都有很好的治疗效果（表 2-10）。

表 2-10　百乐眠胶囊特点

药物名称	百乐眠胶囊
用量	1 次 4 粒(每粒装 270mg),1 天 2 次,一般 14 天为一个疗程
服药方式	一般为饭后口服
禁忌证	慎用 1. 有肝病史或肝脏检查指标异常者慎用 2. 儿童、哺乳期妇女、老年人慎用 3. 伴有高血压、心脏病、糖尿病、肾病等慢性疾病者慎用 4. 过敏体质者慎用 禁用:孕妇禁用
注意事项	1. 服药期间勿吸烟、饮酒、食用辛辣油腻的食物 2. 保持情绪乐观,勿生气恼怒 3. 服药 7 天症状未缓解,须去医院就医 4. 服药期间如发现肝生化指标异常或出现全身乏力、食欲减退、厌油、恶心、上腹胀痛、尿黄、目黄、皮肤黄染等可能与肝损伤有关的临床表现时,应立即停药并就医 5. 如正在使用其他药物,使用本药前请咨询医师是否需要停用或调整药量

（2）针灸疗法：针灸疗法（图 2-12）传承悠久，积累了无数宝贵的经验，在数千年的临床实践中，针刺用具不断改善，针刺穴位的确定和组合理论也愈加完善。针对卒中后失眠的治疗，研究显示，针灸治疗具有一定疗效，而其中经验针刺疗法的效果好于普通的针灸治疗。

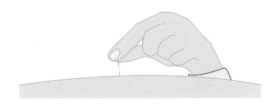

图 2-12　针灸疗法示意图

你知道吗

治疗卒中后失眠常用的针刺穴位有百会、三阴交、内关、神门等（图 2-13）。

百会
两耳尖连线与
头正中线交接处

内关
距离手腕第一横纹上 2 寸
两条筋之间的凹陷处

2 寸

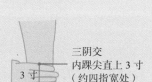

三阴交
内踝尖直上 3 寸
（约四指宽处）

3 寸

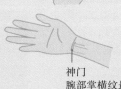

神门
腕部掌横纹最内侧大筋外
缘凹陷中

图 2-13　百会、三阴交、内关、神门位置示意图

温馨提示

1）一些人针刺时针口位置会出现轻微刺痛，这是正常现象，不必惊慌。

2）取下银针时少量渗血是正常现象，一般无须按压或用棉棒轻按几分钟就可以止住。

3）如果针刺过程中突然有一针的痛感比先前明显，应及时告诉医师：痛感明显可能是针刺破毛细血管导致的，此时须尽快告诉医师，拔针止血；如果出现血肿，24 小时内冷敷处理，之后可进行热敷，一般 1~2 周就能完全消失。

4）患者需要放松精神和肌肉，以防因情绪紧张而晕针、因肌肉紧张而出现疼痛。

5）处于过度紧张、疲劳、饥饿、腹泻后、大量出汗及出汗后的状态时不宜针灸，可能导致晕针。

6）针灸治疗前和治疗过程中患者应主动向医师报告自己的身体情况和针刺感受，如针刺部位是否疼痛、有没有感觉头晕、恶心、眼花等，以便医师调整针刺手法和及时发现并处理晕针。

（3）中药方剂：中医以整体观念为基础，讲究辨证论治和因人制宜的个体化治疗，针对不同的证型施用不同的方剂，并在患者自身病情需要的基础上进行调整，最终达到治疗疾病、缓解和消除病痛的目的。

📢 你知道吗

中医辨证发现卒中后失眠患者多见阴血亏虚、气血两伤、痰瘀阻滞，对此中医医师常用滋阴安神汤、酸枣仁汤、养心安神汤、温胆汤加味、祛痰安神汤等兼有补益或祛邪功能的安神方药来治疗。

但需要注意的是，中药方剂并不能"一方治万人"，使用时应由专业中医医师依据患者的实际情况进行调整，同时随着患者病情的改变，所用方剂也应随之变化，否则不仅不能起到治疗效果，还有可能使患者的病情恶化。

💡 温馨提示

（1）中医治疗的前提是须由中医医师指导：卒中后失眠患者需由中医医师进行诊断和指导，对症下药，不可自行选用中药服用，更不能盲目信任"偏方"。

"偏方"缺乏足够的证据说明其疗效、应用范围、应用方法和具体副作用，贸然服用可能造成危险。

（2）药物煎煮

1）器具：最好使用砂锅煎煮，陶瓷锅和不锈钢锅次之，不可使用铁锅、铜锅；药锅应当稍大一些，以便翻动药材和防止药液溢出。

2）方法：煎药前，一般先将药材浸泡 20～30 分钟，使其有效成分易于煎出（浸泡药物的水不用倒掉，可用于煎煮）；煎药一般先用大火煮沸，沸腾后改用小火，煎煮时间一般为 1 小时左右，具体煎煮细节需依照医嘱。

（3）服药时间：一般为午饭和晚饭后 30 分钟到 1 小时，实际情况以医嘱为准。

（4）注意事项：服药期间切勿饮酒、吸烟，尽量避免食用寒凉、辛辣、油腻的食物，更为具体的饮食禁忌可以在就医时询问医师。

4. 一般治疗次序

（1）卒中后失眠的治疗以睡眠卫生与健康教育为基础。

（2）首选失眠认知行为疗法（CBT），卒中后失眠轻症患者可通过 CBT 明显改善睡眠。

（3）如果 CBT 疗效差，或是患者无法正常接受并完成 CBT 则需要进行药物治疗。具体用药策略如下。

1）首选非苯二氮䓬类药物。

2）若首选药物无效或患者使用该药物存在障碍，则要更换为另一种短 - 中效苯二氮䓬类药物或褪黑素受体激动剂或食欲素受体激动剂。

3）如上述药物疗效未达预期，可将不同种类药物联合使用。

4）伴随焦虑和抑郁症状的卒中后失眠患者增加具有镇静催眠作用的抗抑郁药。

📢 你知道吗

用药次序为何如此排列？

（1）苯二氮䓬类药物对比非苯二氮䓬类药物：二者疗效相似，但非苯二氮䓬类药物在人体内停留的时间比苯二氮䓬类药物短，这就使非苯二氮䓬类比苯二氮䓬类药物产生药物上瘾或者药物依赖的可能性小，同时这类药物本身的不良反应少，相比之下更为安全，因此首选非苯二氮䓬类药物。

（2）苯二氮䓬类与非苯二氮䓬类、褪黑素受体激动剂、食欲素受体激动剂对比：从卒中后失眠治疗效果的角度看，苯二氮䓬类与非苯二氮䓬类药物的疗效更为明确，有更多的研究证据支持，而褪黑素受体激动剂和食欲素受体激动剂在卒中后失眠上的应用相对较晚，疗效与不良反应的研究及临床实践较少。虽然对卒中后失眠有一定效果，可作为治疗药物，但不作为首选药物。

五、卒中后失眠患者的预后和转归

1. 卒中和失眠的影响是双向的　卒中后失眠不仅指失眠的发

生与卒中有关系，卒中的发展也会受到失眠的影响。卒中加重可能会导致失眠加重，反之，持续的失眠也会影响卒中的康复。

> **📢 你知道吗**
>
> 　　卒中后发生失眠的可能性比没有卒中的人增加至少三成。而卒中后失眠不仅会对卒中的康复和发展造成不利的影响，还会增加卒中复发甚至死亡的风险。同时还会导致患者生活质量的下降，延长患者的治疗时间，治疗所需的费用也就随之增加。

　　如果能够对卒中后失眠早发现、早治疗，同时注意卒中的康复，那么卒中后失眠所造成的神经损害减小，治愈的可能性增大，对患者生活质量的影响也会减小，预后较好。

　　2. 卒中后失眠的病程对病情的发展也有影响　　卒中后失眠根据病程分期可以分为2种：慢性失眠（≥3个月）和短期失眠（＜3个月）。

　　短期失眠的患者病情较轻，造成的各种损伤往往比慢性失眠少，发病的原因也更为明显，相比较而言更加容易治愈，预后较好。慢性失眠患者病程长，造成的神经损害和功能损害是长期的、较难恢复的，病情较重，预后较差。

第三节
出院后，我们能做什么

一、患者如何在日常生活中进行康复

　　此类疾病的康复并不一定要在康复科或专业的康复机构进行，在日常生活中就可以进行，只要保持健康的生活方式和睡眠习惯，适量地进行锻炼，保持良好的心态就能对卒中后失眠的病情起到积极作用。其中需要注意以下方面。

1. 饮食方面

（1）食物要多样，粗粮细粮搭配；多吃蔬菜、水果。

（2）饮食要清淡，少油、少盐，以减轻血管负担。

（3）适当食用瘦肉、鱼、豆制品、蛋清、鸡鸭等禽类的肉，这些食物胆固醇含量较低，对于高血脂有防治作用。

（4）食用油选用植物油，不要吃蛋黄、牛油、猪油等胆固醇高的食物。

（5）食不过量，不要到有明显饱腹感时才停止进食。

（6）如有午睡的习惯最好在午饭后半个小时再去睡觉，这样减轻了肠胃的负担，更加容易入眠。

（7）尽量少饮酒，不吸烟，不喝咖啡、茶等能引起兴奋的物质。

2. 运动方面

（1）卒中患者要尽早开始康复锻炼。

（2）运动不要过于激烈，散步、太极等较为舒缓的运动是适合的。

（3）运动要适度，微微出汗即可，不要到大汗淋漓或是明显感受到疲乏的程度才停止。

（4）每天都要规律地运动，保持健康体重。

💡 **温馨提示**

运动时不必追求健康体重，但如果出现体重过重或反复不易控制、对病情产生不利影响的情况，要及时到医院寻求医师帮助。

3. 睡眠习惯
尽量保证固定的作息时间，卧室只用来睡眠，其他时间不要总待在卧室。

4. 睡眠环境

（1）可以对卧室进行改造，尽量减少噪声和光照。

（2）可以在墙壁加盖隔音材料或是在睡觉时嘱咐家人不要大声说话。

（3）可以将卧室的窗帘换成遮光性更好的类型。

（4）卧室要经常开窗通风，尤其在天气好的时候，保持室内清爽干燥。

5. 生活环境　由于卒中患者尤其高龄患者行动不便、平衡功能差，可以对家庭环境做一些改造。

（1）去除门槛。

（2）加装扶手。

（3）便器改成坐式。

（4）有棱角的家具包上边角以防磕碰。

（5）地板可以铺上地毯或及时擦除油渍、水渍，以防跌倒，同时地毯还能在患者不慎跌倒时减轻伤害。

二、卒中后失眠患者如何科学地进行疾病管理

 你知道吗

　　进行疾病管理可以帮助卒中后失眠患者培养健康的生活习惯，正确、规范地参与治疗，尽可能缩短总疗程，减少药物总用量，提高生活质量，同时也能减少治疗/康复的费用。

1. 自我调节　当卒中患者发现自己出现睡眠困难和日间症状时，首先可以思考一下这些症状的出现是不是因为环境不适、外界压力等问题，并对其做出调整。

卒中后失眠患者保持良好的精神状态十分重要，消沉情绪、抑郁、焦虑等均为卒中后失眠发生的影响因素。在面对疾病带来的种种压力时，卒中患者要保持乐观、积极的心态，如果压力难以克服，患者可以选择各种喜欢的方式来进行调节、疏导和放松，例如听音乐、散步、看书等。

2. 及时就诊　如果自身情况符合《国际睡眠障碍分类第三版》（ICSD-3）的诊断标准或是已经对生活、工作产生了较为严重的影响，就一定要去医院寻求专业医师的帮助。

3. 健康教育和信息获取　如果患者对如何进行康复、复发预防和处理存在疑问，可以向专科医师咨询专业的康复措施，也可以

通过社区卫生机构及其举办的健康知识讲座、医院专科推荐的健康读物、医院官网 / 公众号以及有官方认证的医疗机构的科普自媒体等途径来获取健康教育信息。

💡 **温馨提示**

　　网络自媒体的发展让健康知识信息的获取变得便利，各种科普视频号、公众号层出不穷，但这些信息鱼龙混杂，部分是"伪健康信息"，也就是过时的或是错误的健康信息。对于一般民众来说，这些"伪健康信息"于健康有害且难以鉴别，因此获取健康信息须通过正规医疗机构的官方渠道，如果从非官方媒体获得了健康信息，在实际应用前需要咨询医师，得到医师的肯定才能应用。

　　4. **定期复查**　卒中后失眠的发生和发展都受到患者卒中发展、治疗方案实施、情绪状态、其他疾病等多种因素的影响，定期复查是必要的。

　　由于患者的个体差异及治疗方案实际效果的差异，具体的复查时间由医师确定（治疗初期通常为 2 周到 1 个月），复查时医师会向患者确定症状改善的程度，查看患者睡眠日记的记录情况，检查药物的疗效与不良反应，如有需要会再次做多导睡眠图检查。若患者正在服用阿戈美拉汀，还会检查患者的肝功能。

　　通过复查，医师能够依据患者的治疗效果和当前病情调整治疗方案，以期达到治愈疾病的目的。

三、可以用什么方法预防卒中后失眠的加重或复发

📢 **你知道吗**

　　有过失眠史的患者再次发生失眠的可能性比没有失眠史的患者大。并且，卒中和失眠之间的相互影响也让卒中后失眠的康复及预防变得更为重要。当卒中加重或复发时，卒中后失眠加重或复发的可能性就会明显增加。反过来，当卒中后失眠加重或复发时，卒中加重或复发的风险也会随之增加。

1. **严格控制卒中加重或复发的危险因素**　包括三高——高血压、高血糖、高血脂，积极治疗患者的脑血管疾病。

2. **控制饮食**　饮食要保持低糖、低油、低盐，不要过饱或是过饥；尽量戒掉烟酒，一定要减少摄入茶、咖啡等能引起兴奋的饮料。

3. **保持健康的睡眠状态**　坚持睡眠卫生与健康的睡眠方式。

4. **适量运动和康复锻炼**　每天坚持运动，但不要过于劳累。

5. **保持积极心态**　可以通过诉说、散心等多种较平和的方式释放不快和压力，保证心态乐观向上，也可以培养一些能够让自己开心的小习惯，比如每天听一会儿喜欢的音乐，来让自己保持愉快。

6. **定期去医院复查**　一旦出现不适症状，要尽快就医，一般 2 周到 1 个月复查一次，治疗阶段结束后可 3～6 个月复查一次。

四、如何更好地照料患者

当有患者得了卒中后失眠的时候，照料者可以给予患者多角度的支持。

1. **放平心态，保证患者情绪乐观**　当患者得了卒中后失眠的时候，照料者首先要放平心态，不要表现出紧张、害怕、焦虑的情绪，这样会加重患者的心理负担。当患者情绪消极的时候，照料者需要帮助患者调整，尽量让患者的情绪变得积极，可以和患者聊一些患者感兴趣的、开心的事情，给患者听一些轻快的音乐，带患者出门散心。

2. **监督患者正确服药、养成良好的睡眠习惯**　照料者要监督患者按时、按量服用药物，不可随意增减药量或是停药。照料者要按照固定的时间提醒患者睡觉、起床，监督患者遵守睡眠卫生与健康教育内容，帮助患者养成健康的睡眠习惯。

3. **注意观察患者状态**　患者服药期间，照料者需要注意患者服药后是否有不良反应，如头晕、乏力、恶心等。

4. **营造良好环境**　照料者可以将患者的卧室改造成一个安全、安静、舒适的适宜患者睡眠的环境。

五、卒中后失眠 10 条建议

序号	推荐强度	建议内容
1	👍 A	卒中后患者有以下情况考虑发生卒中后失眠:①睡眠症状,如入睡困难、睡眠维持障碍、早醒;②日间症状,如疲乏、注意力不集中、记忆力下降、烦躁、日间思睡等;③卒中发生前无明显上述症状
2	⭐ C	卒中后在以下阶段患者需要注意失眠发生:①卒中急性期(<1个月,多发);②急性期后
3	👍 A	卒中后失眠可以使用以下工具进行自评:①《国际睡眠障碍分类第三版(ICSD-3)》的失眠诊断标准;②匹兹堡睡眠质量指数
4	❤️ D	如自评结果提示可能患病,须尽快就医:①去往正规医疗机构的神经内科、脑病科、心理睡眠科就医;②就医前需要准备患者证件、过往病历、正在服用的药物及剂量;③患者可以自行简单记录睡眠日记,包括入睡时间、醒来时间、醒来次数等信息;④就医前不可擅自服药
5	👍 A	失眠症状在一些其他睡眠障碍中也会出现,医师在进行诊断时会对其进行鉴别,患者自己也可通过疾病特点简单区别:①睡眠呼吸障碍,通常有打鼾,睡眠过程中呼吸暂停;②不宁腿综合征,双侧腿部有不适感,导致活动腿的强烈愿望,活动时这种欲望减弱,夜晚这种愿望增强;③快速眼动睡眠期行为障碍,有重复出现的睡眠过程中无意识地发声和复杂动作;④日间过度嗜睡:每天出现难以克制的困倦欲睡或是在预期之外的白天入睡
6	👍 A	卒中后失眠的临床治疗有以下几种 (1)心理治疗 1)睡眠卫生与健康教育 2)失眠认知行为疗法:认知疗法、刺激控制疗法、睡眠限制疗法、放松疗法 (2)物理治疗 (3)药物治疗

序号	推荐强度	建议内容
6	👍 A	1)苯二氮䓬类药物 2)非苯二氮䓬类药物 3)褪黑素受体激动剂 4)食欲素受体拮抗剂 5)具有镇静催眠作用的抗抑郁药 (4)中医治疗 1)中成药 2)针灸疗法 3)中药方剂
	🤍 D	目前临床应用最多的方法如下 (1)失眠认知行为疗法:改变患者的认知及行为,几乎无副作用,可渗透在日常生活中,是卒中后失眠治疗的首选疗法;效果有一定个体差异 (2)药物治疗:通常助眠效果比较明显,可在首选疗法疗效差、不可用时应用;有一定的不良反应 睡眠卫生与健康教育是基础治疗,临床常作为其他疗法的基础,应用广泛
7	🤍 D	药物常见不良反应及简单应对 (1)苯二氮䓬类药物:日间思睡、嗜睡、乏力、健忘、头晕、肌肉松弛(可导致跌扑) (2)非苯二氮䓬类药物:腹泻、恶心、嗜睡、头晕、气短 (3)食欲素受体拮抗剂:头晕、恶心、呕吐、失眠恶化、幻觉 (4)具有镇静催眠作用的抗抑郁药物:头痛、恶心、呕吐、胃部不适、口干、心悸 当发生不良反应时无须过分紧张,及时联系医师进行处理即可 为避免不良反应进一步造成危险,服药期间需避免进行驾车、高空作业等危险活动,行动不便的患者为防跌倒可练习使用拐杖
8	🤍 D	为提高治疗效果,卒中后失眠患者要尽量配合以下方面 (1)失眠认知行为疗法:患者要信任医师,认真填写睡眠日记和问卷,全心跟随医师的引导思考自身认知问题,主动对治疗计划提出建议和意见,以便自

序号	推荐强度	建议内容
8	♥ D	已能够更容易适应治疗,切实实践治疗内容并长期巩固 (2)药物治疗:按时、按量服用,注意不良反应的发生,及时告诉医师,由医师进行调药、换药;服药期间注意忌酒
9	♥ D	照料者需协助患者进行治疗与康复 (1)监督、纠正患者不健康的生活习惯,包括饮食、运动、睡眠等方面 (2)监督患者按时、按量服药,注意不良反应的发生,督促或帮助患者及时联系医师进行药物不良反应的处理 (3)为患者营造安全、舒适的睡眠环境,同时对整体生活环境进行调整,方便患者生活
10	♥ D	脑卒中患者的失眠症状会随治疗逐渐缓解,若对睡眠质量不满意时可去医院复查,评估是否可以停止治疗,若可以即可遵照医嘱缓慢减少药量直至停药;在此之前也可自行使用匹兹堡睡眠质量指数进行自评

本章小结

　　卒中后失眠并不复杂,但却不能忽视,越早发现就越容易治疗。当卒中患者出现失眠症状时,可以先依据《国际睡眠障碍分类第三版》(ICSD-3)和匹兹堡睡眠质量指数来进行评估,同时排除客观的环境问题与外界影响。如果自我评估的结果提示患病可能性高时,就需要去往专业的医疗机构由医师进行精确的诊断及治疗。

　　疾病并非不可治愈,确诊的卒中后失眠患者也不用过分担忧。早发现、早就医,相信医师,积极配合,放松心态就是战胜疾病的强大推动力。

第三章

卒中后抑郁

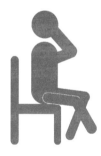

本章提要 卒中后抑郁是抑郁的一种特殊类型，是卒中的后遗症之一。阅读本章节的内容，可以帮助患者及照料者了解卒中后抑郁的诊断、治疗与康复等相关知识，理解和配合临床医师的治疗举措，从而改善患者卒中后抑郁病情，提高患者的生活质量。

第一节
入院前，我们能做什么

一、怎样识别卒中后抑郁

1. 卒中后抑郁的定义 卒中后抑郁是指发生于卒中后，除表现出卒中（俗称中风）症状以外的一系列以情绪低落、兴趣缺失为主要特征的情感障碍综合征，常伴有躯体不适症状（图 3-1）。

2. 卒中后抑郁的症状有哪些

（1）卒中后抑郁患者的情绪和状态是什么样的

1）情绪低落、兴趣缺失：持续性情绪低落，对平时喜欢的事情失去兴趣，这样的状态持续了 2 周以上。

2）疲惫、感觉生活无意义：总是感到莫名疲惫、精力丧失，觉得生活枯燥失去了意义。

3）紧张、焦虑和心烦：紧张和焦虑的情绪妨碍日常生活，降低工作效率。

4）犹豫不决：即便是极小的选择也难以做出决定，对日常生活造成影响。

5）易自责、自罪：容易感到自卑，习惯自我否定，有强烈的内疚感和负罪感。

6）有自残或自杀的念头：以自残的方式逃避痛苦，对生活失去希望或者认为没意义而选择自杀。

（2）卒中后抑郁并不仅仅是心理疾病，它也可能存在躯体症状

1）体重减轻：未刻意使用任何减肥的方法而体重突然下降。

2）睡眠质量下降：入睡困难、睡眠浅、多梦、易惊醒和早醒。

3）疼痛：出现了不明原因的疼痛。

4）食欲异常：食欲减退或亢进，较以往相比莫名讨厌进食或者胃口异常变大。

5）性欲异常：性欲减退，性冲动削弱，对异性失去以往正常的感觉。

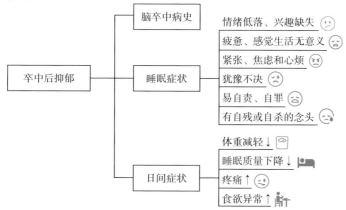

图 3-1　卒中后抑郁症状

3. 如何判断自己需不需要去医院就诊

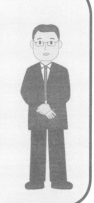

你知道吗

卒中后抑郁影响着众多卒中幸存者，经常未被准确诊断，而且治疗也不充分，与卒中的不良预后密切相关。

如果卒中后抑郁不能得到准确识别和及时治疗，那么患者的病情将难以得到改善，生活质量随之降低，医疗费用负担加重。不仅如此，卒中后抑郁患者的治疗积极性不高，严重者还可能有自杀倾向，最终可能导致致残率、死亡率升高。

因此，卒中后抑郁的早期识别、准确诊断和及时治疗是非常重要的。

当卒中患者符合卒中后抑郁的多项症状时，就需要警惕卒中后抑郁的发病可能。可以利用患者健康问卷抑郁量表（Patient Health Questionnaire-9，PHQ-9）和流调中心抑郁量表（Center for Epidemiological Studies Depression Scale 20，CES-D 20）这2种量表进行自我评估。

> 💡 **温馨提示**
>
> PHQ-9问卷的适用范围非常广，男女老少皆可使用，而且操作简单、易于上手，是值得信赖的自评工具。如果患者对自身抑郁情况存疑，可以先尝试使用PHQ-9问卷进行自我评估。
>
> 如果患者使用PHQ-9问卷自测后依旧不放心或者对结果不满意，不妨再尝试使用CES-D 20抑郁自评量表自测。
>
> 自评量表仅仅是患者判断自身抑郁情况的参考，并不能以此判定患者的真实病情。卒中后抑郁的确诊，还需要专业人员（如临床医师、心理专业工作者）使用更为全面和精准的量表，并结合患者的临床表现，才能做出科学、准确的诊断。

当自评结果和医院的专业诊断出现冲突时，还是要以医师的诊断结果为准，以免被自评量表的结果误导。自评量表如下。

（1）PHQ-9问卷（图3-2，图3-3）

卒中后抑郁患者可以使用PHQ-9问卷对自身的抑郁情况进行测试，大致了解自己抑郁的程度，获取就诊的建议。该问卷操作简便，适合患者在家自行测试				
在过去2周中，你生活中以下症状出现的频率是				
项目	完全不会	好几天	超过1周	几乎每天
1. 做事时提不起劲或没兴趣	0	1	2	3
2. 感到心情低落、沮丧或绝望	0	1	2	3
3. 入睡困难、睡不安稳或睡眠过多	0	1	2	3
4. 感觉疲惫或没有活力	0	1	2	3
5. 食欲减退或吃太多	0	1	2	3

卒中后抑郁患者可以使用 PHQ-9 问卷对自身的抑郁情况进行测试,大致了解自己抑郁的程度,获取就诊的建议。该问卷操作简便,适合患者在家自行测试

在过去 2 周中,你生活中以下症状出现的频率是

项目	完全不会	好几天	超过1周	几乎每天
6. 觉得自己很糟糕或觉得自己很失败,或者让自己或家人失望	0	1	2	3
7. 对事务专注有困难,例如阅读报纸或看电视时	0	1	2	3
8. 动作或说话速度缓慢到别人已经察觉。或正好相反,烦躁或坐立不安、动来动去的情况更胜于平常	0	1	2	3
9. 有不如死掉或用某种方式伤害自己的念头	0	1	2	3
总分:				

计算总分
根据症状的频率在每项中圈出符合自身情况的分值,最后将各项分数相加计算总分

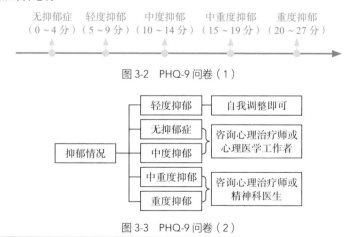

无抑郁症　　轻度抑郁　　中度抑郁　　中重度抑郁　　重度抑郁
(0～4分)　(5～9分)　(10～14分)　(15～19分)　(20～27分)

图 3-2　PHQ-9 问卷(1)

图 3-3　PHQ-9 问卷(2)

核心项目分
项目 1、项目 4 和项目 9 其中任何一项大于 1,则需要引起关注。因为项目 1 和项目 4 代表着抑郁症的核心症状,项目 9 则代表自残或自杀意念,需要予以重视

（2）CES-D 20 抑郁自评量表

卒中后抑郁患者可以使用 CES-D 20 抑郁自评量表测试自己有无抑郁症，从而判断有无就诊的需要。该量表同样也可以由患者在家自行测试

按照过去 1 周内出现相应症状或感觉的频度来评定

项目	偶尔或无 （少于 1 天）	有时 （1 ~ 2 天）	时常或 一半时间 （3 ~ 4 天）	多数时间 或持续 （5 ~ 7 天）
1. 我因一些小事而烦恼	0	1	2	3
2. 我不大想吃东西，我的胃口不好	0	1	2	3
3. 即使家属和朋友帮助我，我仍然无法摆脱心中苦闷	0	1	2	3
4. 我像其他人一样好	0	1	2	3
5. 我在做事时，无法集中自己的注意力	0	1	2	3
6. 我感到情绪低沉	0	1	2	3
7. 我感到做任何事都很费力	0	1	2	3
8. 我感觉到前途是有希望的	0	1	2	3
9. 我觉得我的生活是失败的	0	1	2	3
10. 我感到害怕	0	1	2	3
11. 我的睡眠情况不好	0	1	2	3
12. 我感到高兴	0	1	2	3
13. 我比平时说话要少	0	1	2	3
14. 我感到孤单	0	1	2	3

卒中后抑郁患者可以使用 CES-D 20 抑郁自评量表测试自己有无抑郁症，从而判断有无就诊的需要。该量表同样也可以由患者在家自行测试

按照过去 1 周内出现相应症状或感觉的频度来评定

项目	偶尔或无 （少于 1 天）	有时 （1 ~ 2 天）	时常或 一半时间 （3 ~ 4 天）	多数时间 或持续 （5 ~ 7 天）
15. 我觉得人们对我不太友好	0	1	2	3
16. 我觉得生活得很有意思	0	1	2	3
17. 我曾哭泣	0	1	2	3
18. 我感到忧愁	0	1	2	3
19. 我感到人们不喜欢我	0	1	2	3
20. 我觉得我无法继续我的生活	0	1	2	3
总分				

评分标准：将 20 项得分相加，小于 15 分为无抑郁症状；16 ~ 19 分可能有抑郁症状；大于 20 分则肯定有抑郁症状，建议咨询心理医师

4. 什么时候应该检查卒中后抑郁 抑郁症状一般较为隐蔽，不容易被察觉，而且长期发病可能没有引起患者的重视，使得卒中后抑郁无法被及时诊断和治疗，影响患者神经功能的恢复，甚至可能导致认知功能损伤和精神行为异常。

卒中后抑郁在卒中后 5 年内都有可能发生，而且在卒中后急性期（卒中发生 1 个月内）、恢复期（卒中发生后 1~6 个月）和后遗症期（卒中发生 6 个月以后）都有相当大的发病可能。再者，卒中后抑郁患者的心境和状态容易随卒中病情的变化和生活环境的改变而改变。

因此，卒中患者应该定期或在抑郁病情反复时评估抑郁状态，

以防止卒中后抑郁的发展甚至病情恶化。

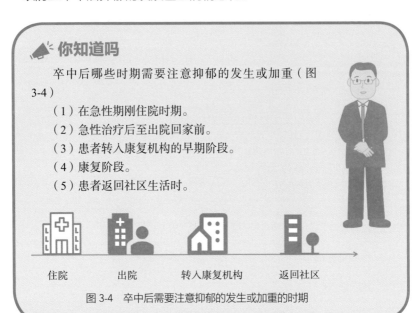

你知道吗

卒中后哪些时期需要注意抑郁的发生或加重（图3-4）

（1）在急性期刚住院时期。

（2）急性治疗后至出院回家前。

（3）患者转入康复机构的早期阶段。

（4）康复阶段。

（5）患者返回社区生活时。

住院　　　出院　　　转入康复机构　　　返回社区

图3-4　卒中后需要注意抑郁的发生或加重的时期

5. 卒中后哪类患者需要特别关注

（1）卒中病情恶化，例如肢体活动不利、说话不清晰等情况加重，生活依赖性较大或增加，比如活动不便、日常生活方面存在障碍，需要家人或照料者帮助的患者。

（2）有认知障碍的患者，例如患有痴呆、记忆衰退。

你知道吗

相比于认知功能正常的患者，具有认知障碍的卒中患者，在记忆、思维、情感和语言等诸多方面会有不同程度的功能损害。

卒中患者无法准确地描述自身的症状，与医师的沟通存在障碍，且难以客观地看待自身病情，不能及时排解不良情绪。长此以往，对卒中患者的恢复和预后极为不利，使得卒中后抑郁的发病风险大大增加。

值得注意的是，不仅限于血管性认知障碍，其他类型的认知障碍同样也有可能诱发卒中后抑郁的发病或加重。

（3）卒中前就因为抑郁的情况就诊过的患者。

（4）与外界沟通不足和处于社会孤立状态的患者。

> 📢 **你知道吗**
>
> 社会孤立是什么
>
> 社会孤立是指个体与外界联系较少，很少参与社会活动，很少融入社会生活。
>
> 许多卒中幸存患者活动不便，缺少与外界的沟通交流，缺乏社会支持，更容易增加卒中后抑郁发病的可能性，所以与外界沟通不足和处于社会孤立状态的患者，尤其需要关注他们自身的抑郁状况。

（5）老年群体、女性群体、社会经济地位较低的群体

如果你属于以上类型的卒中幸存者，不用过分担心和恐惧，而是需要定期检查自己的抑郁情况，调整好自己的心态，做到未病先防、既病防变。

二、怎样预防卒中后抑郁

1. 可预防的卒中后抑郁诱因有哪些（图 3-5）

（1）吸烟。

（2）过度饮酒。

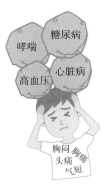

图 3-5　可预防的卒中后抑郁诱因

（3）睡眠不足（睡眠时间小于6小时）。

（4）慢性疾病（如糖尿病、高血压和心脏病等）。

（5）缺乏家庭和社会的支持。

2. 预防卒中后抑郁的方法有哪些

（1）积极配合医师治疗。

（2）坚持康复治疗。

（3）适当锻炼。

（4）保持良好心态。

（5）饮食合理、作息规律。

（6）积极寻求亲友和社会的支持。

第二节
住院过程中，我们要注意什么

一、患者该如何就诊

就诊前需要做的准备有哪些

（1）应携带患者以前就诊的病历和相关的检查报告。

（2）如有服用药物者，可以携带药瓶就诊，或者提前拍照，内容应包括药品名称及药物化学成分。

（3）如果患者允许，可以将患者发病前后的日记、信件和作品等书写材料携带至医院交由医师参考，以便医师了解患者的性格和思维方式。

（4）就诊前患者可测量体重，与以往的体重进行比较，观察是否有异常变化。

（5）就诊时最好由经常陪伴患者的家属陪同，以便反馈患者的真实情况。

温馨提示

如果患者怀疑自己可能患有抑郁症或者抑郁症自评量表提示需要去咨询心理医师，那么可以到正规的医疗机构，在脑病科、神经科或精神科就诊，进行进一步的诊断和治疗。

患者家属也应安抚患者情绪，尽早陪患者去医院就诊，劝导患者积极配合医师进行治疗，真实表达内心感受，尽可能完整地表述自身存在的种种症状，以便于医师做出准确的诊断。

你知道吗

脑病科、神经科和精神科有什么区别？

脑病科这一说法多见于中医医院或中西医结合医院，实质上脑病科即是神经内科，一般用内科的保守治疗手段处理神经系统疾病。

神经科如果未做严格区分，一般也指神经内科，同样也是运用内科手段处理神经系统疾病。区别于神经内科，神经外科则是运用手术干预来处理神经系统疾病。

以卒中患者为例，患者卒中急性期如果出现大面积脑出血，则需要到神经外科进行手术治疗。如果是卒中恢复期和后遗症期，则可以到神经内科（脑病科）采用保守方式进行治疗。

精神科则是综合运用药物和心理治疗等多种手段来治疗精神疾病。

二、如何诊断卒中后抑郁

1. 卒中后抑郁的就诊流程是怎样的（图3-6）

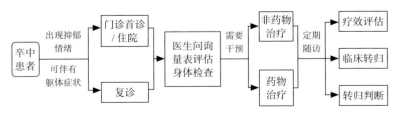

图 3-6 卒中后抑郁患者的就诊流程

2. 就诊时医师的询问内容有哪些

（1）卒中相关问题

1）您是什么时候得了卒中的？当时的症状如何？

2）是哪种卒中？卒中的病变部位在哪？

3）您现在能自行走路吗？家务活能独立完成吗？现在有没有上班？

4）最近一次拍片（磁共振成像或 CT）是什么时候？

5）卒中之后医师给您开了哪些长期服用的药物？

💡 **温馨提示**

了解卒中的发病时间、类型和病变部位，可以帮助临床医师掌握患者的卒中病情，了解卒中后遗症对卒中后抑郁的影响，判断是否需要重新进行卒中相关检查，从而完善后续的疗法及药物选择。

患者应耐心回答医师的问题，以帮助临床医师做出准确的判断。如果医师判断有必要对某些卒中检查项目进行复查或者更换药物品种或调整药物剂量，患者须配合医师的安排，遵循医嘱，才能使卒中病情得到改善。

（2）抑郁症相关问题

1）因为什么事情而感到情绪低落、认为生活无意义？从多久前开始？是否在卒中之后？

2）与平时相比，体重是否莫名减轻，或者食欲突然增加/减少？

3）睡眠质量是否降低？比如入睡困难、难以持续睡眠、早醒或睡眠过多？

4）是否烦躁不安、难以静坐或者说话/行动比平时慢？

5）是否整日没有精力、感到莫名疲惫？

6）抑郁发作时是否使您难以工作、做家务或与其他人相处？

7）这些情况持续了多长时间？一周发生几次？

8）是否因为事情糟糕而产生过一死了之的想法或者想过自残？

💡 **温馨提示**

　　临床医师询问以上问题，是为了了解卒中后抑郁患者的抑郁症状及其程度，与其他类型的抑郁症相鉴别。除了关于情绪和应激事件的相关问题之外，还会询问与抑郁症相关的睡眠、体重、社交甚至自残等问题。

　　抑郁症的不同程度提示不同的疗法选择，如果患者随意地回答问题，很有可能对临床医师的诊断造成干扰，不利于患者抑郁情况的改善。

　　9）之前是否做过抑郁症的相关治疗？有哪些？

　　10）平时是否服用抗抑郁药？药物剂量是多大？抗抑郁药是否产生副作用？

💡 **温馨提示**

　　抗抑郁药在治疗抑郁症的同时，也带来了潜在的风险。如果患者随意停用抗抑郁药或增减药物剂量，都有可能降低疗效，甚至带来不良反应，影响卒中后抑郁的恢复。

　　因此，临床医师会询问抗抑郁药的种类、剂量以及产生的副作用，以便对下一步用药的种类选择和剂量调整提供参考。

（3）其他相关问题

　　1）您还患有哪些疾病？比如高血压、糖尿病、心脏病等慢性疾病。

　　2）除了治疗卒中和抑郁的药物之外，平时还服用哪些药物？对哪类药物过敏？

　　3）是否有备孕需求或者正在怀孕？

💡 **温馨提示**

　　卒中后抑郁如果同时存在其他的慢性疾病，则会影响卒中后抑郁病情的改善。同时，患者为治疗其他慢性疾病所服用的药物，也有可能与治疗卒中后抑郁的药物药性互相冲突或者种类重合。

临床医师询问慢性疾病病史以及其他药物使用经历和药物过敏经历，是为了制订更科学、合理的用药方案，最大程度规避不良反应，改善卒中后抑郁病情。

三、卒中后抑郁患者需要做的检查有哪些

1. 量表评估

（1）汉密尔顿抑郁评分量表（Hamilton Depression Scale，HDRS-21）：HDRS 量表是临床上应用最普遍的经典抑郁症状他评量表，适用于有抑郁症状的成年患者。该量表需要经专业培训的人员协助评估，所以卒中患者无须使用该量表作为自评工具，以免造成测评结果不准确，反而容易加重患者自身的心理负担。

（2）适用于卒中后失语症患者的抑郁症量表：卒中后失语症是较为常见的并发症，而存在语言障碍的卒中患者，可能会因为沟通障碍而与外界沟通不足，更容易产生孤独感，存在着卒中后抑郁的发病可能。这一类伴有失语症的卒中患者可能受到年龄和教育水平的限制，不能很好地使用常规的抑郁症量表，识别效果较差。

所以，伴有失语症的卒中患者可以选择针对失语症的特定量表，可选取的量表如下。

1）卒中失语症患者抑郁调查表 -10（Stroke Aphasic Depression Questionnaire SADQ-10）。

2）失语症抑郁量表（Aphasic Depression Rating Scale，ADRS）。

你知道吗

一般来说，伴有失语症的卒中患者可使用的抑郁症量表为 SADQ-10 量表和 ADRS 量表，而这两者在操作者和评估规则方面存在较大的差异。

由于卒中后失语症患者的沟通障碍，SADQ-10 量表的完成需要他人的协助，对陪护者或护士的观察和理解有所要求。因此陪护者应该注意观察患者的抑郁情况，协助填写量表。

与此不同的是，ADRS 量表的专业性较强，需要专业培训者操作，所以患者和陪护者要积极配合临床医师的各项检查和问询，便于临床医师全面掌握病情，做出准确、可信的诊断。

在评估规则方面，SADQ-10 量表得分越高，则提示抑郁程度越严重。而当 ADRS 量表得分小于或等于 9 时，则提示患者有抑郁症。

2. 颅脑磁共振成像（magnetic resonance imaging，MRI）（图 3-7） 卒中后抑郁的发病，有可能诱发或加重卒中病情。在卒中后抑郁患者就诊时，临床医师会建议患者做颅脑 MRI 检查，以了解患者大脑的病变位置和范围，从而给出更有针对性的治疗方案。

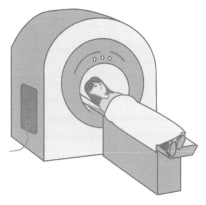

图 3-7　颅脑磁共振成像（MRI）检查

💡 **温馨提示**

（1）不适合做 MRI 检查的患者：①装有心脏起搏器、神经刺激器或体内有金属异物者；②危重患者需要生命支持系统者，如呼吸机和心电监护仪；③有手术史的患者，如曾做过动脉手术、心脏手术并装有人工心瓣膜；④怀孕 3 个月内的妇女须谨慎，如有需要应咨询医师；⑤幽闭恐惧症患者不宜做 MRI 检查。

（2）检查前取下一切含金属的物品，如金属耳饰、金属发夹和助听器等。

（3）注意心态：保持平和的心态，不必过分恐惧，配合医师进行检查即可。在检查过程中不可乱动，否则会影响图像的质量，对医师的诊断造成干扰。

（4）检查时要带上病历和已做过的其他检查材料，如超声检查、X线、CT以及既往的MRI检查报告。

四、卒中后抑郁的治疗是怎样的

卒中后抑郁的治疗并不仅是简单地服用抗抑郁药，应根据患者的病情需要选择对应的心理疗法。如果疗效不佳，也可以选用先进的现代设备来进行物理治疗。

现如今，中医药的疗效也在不断被发现和挖掘，例如中药疗法、艾灸、针刺和中医情志护理疗法，都是十分不错的选择。

除此之外，也可以选择一些辅助疗法，配合药物疗法和心理疗法，以加强疗效，改善卒中后抑郁的病情。

📢 你知道吗

如果是轻度抑郁或者非卒中后抑郁的中度抑郁症患者，可以使用心理支持疗法与健康教育。这样做可以引导患者进行自我心理调节，普及与抑郁症相关的医学健康知识。

如果是符合卒中后抑郁临床表现的中度或重度抑郁症患者，可以采用心理治疗和药物治疗相结合的综合疗法，如果症状有所缓解，就可以维持治疗。

如果症状依旧未能缓解或者属于其他较为难治的卒中后抑郁患者（比如伴有自杀风险、伴有精神病症状，抑郁症复发或迁延不愈等），则将转诊精神科进行更深入的治疗，具体就诊流程见图3-8。

在抑郁症状较轻的情况下，卒中后抑郁患者暂时无须使用药物治疗，这样可以尽可能地规避抗抑郁药带来的不良反应和风险，减少对患者正常生活的干扰。

但如果抑郁症状较为严重，就非常有必要使用抗抑郁药治疗！这样可以减少对大脑神经功能的损害，有利于卒中后抑郁病情的改善。

再者，卒中后抑郁患者的自残和自杀想法也需要药物控制，以免带来身体上的损害甚至是不可挽回的后果。

心理支持与健康教育　　心理治疗与药物治疗　　转诊精神科

轻度抑郁或　　　　中度或重度抑郁　　　症状未能缓解或属于
中度抑郁（非卒中后抑郁）（符合卒中后抑郁症状）　其他难治型卒中后抑郁

图 3-8　卒中后抑郁患者的就诊流程

1. 非药物治疗（图 3-9）

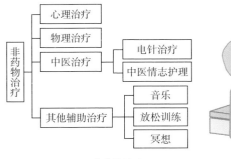

图 3-9　非药物治疗

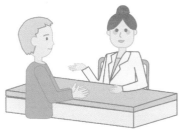

图 3-10　心理治疗

（1）心理治疗（图 3-10）：卒中后抑郁不仅与卒中脑损害等病理因素有关，也与患者多方面的社会心理因素有关。因此卒中后抑郁患者应通过获得个体化的心理支持与健康教育来达到更好的治疗效果。

在常规治疗的基础上，个体化的心理支持不仅可以帮助患者疏解不良情绪，排除因疾病带来的病耻感与绝望感，还可以帮助患者树立战胜疾病的信心，提高患者的治疗积极性。

而健康教育则可以通过通俗易懂的方式，让患者对自身疾病有更深入的了解，引导患者积极参与治疗（图 3-11）。

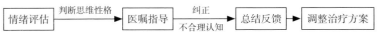

情绪评估　—判断思维性格→　医嘱指导　—纠正 不合理认知→　总结反馈　→　调整治疗方案

图 3-11　引导患者积极参与治疗

症状轻且不伴有认知与交流障碍的卒中后抑郁患者可以考虑选用单一心理治疗。不适合药物治疗或用药效果不佳的卒中后抑郁患者则可以考虑选用认知行为治疗、动机访谈、问题解决疗法等心理疗法。

俗话说"心病仍需心药医"，采用针对性强的心理疗法，可以帮助患者改变错误的观念，减少或消除致病的不良心理因素，从而达到治疗的目的。

📢 **你知道吗**

（1）认知行为疗法：认知行为疗法是最为常见的心理疗法之一，通过谈话的方式切入，找到患者内心潜藏的不合理信念，改变患者的不合理认知，在每天的行动中加以纠正，从而在实践中树立合理的认知和信念，帮助患者建立积极、乐观的思维方式，避免陷入消极、悲观的恶性循环，治疗患者的"心病"。

（2）动机访谈：动机访谈要求咨询师从患者的立场、思维与情感出发，鼓励患者积极改变，帮助患者认识到理想与现实之间的矛盾并加以分析，引导患者自己发现和解决问题。

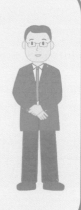

💡 **温馨提示**

心理医师往往会在心理治疗结束后给患者布置"家庭作业"，纠正患者不合理的信念和不良生活习惯。如果缺乏足够的自制力，患者也可以让家属帮助监督每日的"家庭作业"完成情况，落实心理医师的诊疗方案。

（2）物理治疗：重复经颅磁刺激或电休克疗法（图3-12）可应用于难治性（包括有严重自杀意识、顽固性或严重耐药性）的非急性卒中后抑郁患者的治疗，但目前证据不足。

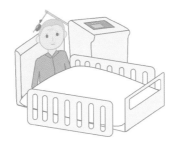

图 3-12　重复经颅磁刺激或电休克疗法

确实需要使用重复经颅磁刺激或电休克疗法的患者，最好寻找有丰富经验的正规医疗机构，遵循专业医师的建议与指导，尽可能地规避副作用，发挥最大的疗效。

💡 **温馨提示**

（1）重复经颅磁刺激的禁忌证有哪些

1）头颅内置有金属物的患者禁止使用。

2）如果头部佩戴金属物品，如金属耳环、金属眼镜等，须在治疗前取下。

3）安装有心脏起搏器、人工耳蜗者禁用。

4）卒中急性期、颅内压明显增高的患者禁用。

5）有癫痫个人病史或家族病史者慎用。

6）孕期妇女慎用。

（2）卒中后抑郁患者如有服用三环类抗抑郁药、神经阻滞剂等药物，须告知临床医师并咨询使用重复经颅磁刺激治疗的风险。

（3）中医治疗：可用于改善卒中后抑郁状态的疗法有针刺疗法（电针）与中医情志护理。

1）电针疗法（图 3-13）：电针疗法是传统针灸与电刺激技术的结合，既保留了传统针灸的优势，又融合了电刺激的生理效果。

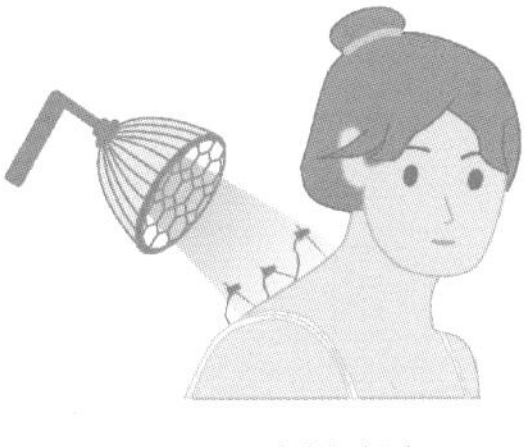

与传统针灸疗法相比，电针疗法可

图 3-13　电针疗法

以通过调整电频率从而起到加强针刺效果的作用，依据患者的病症和体质选取具体治法及相应的经验配穴。

卒中后抑郁患者采用电针疗法，应到正规医疗机构针灸科进行治疗。

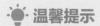

温馨提示

电针疗法的禁忌证有哪些

（1）患有严重心脏病或安装有心脏起搏器的患者不宜使用电针。

（2）皮肤破损处、肿瘤局部不宜使用电针。

（3）颈动脉窦附近不宜使用电针。

（4）孕妇腰部不宜使用电针，以免发生流产。

（5）体质虚弱、重症患者难以耐受电针刺激，不宜使用电针。

（6）恐惧电针、既往有晕针史的患者不宜使用电针。

你知道吗

由于个人体质、病理和心理等诸多因素的影响，部分人群可能在接受针灸疗法（包括电针）的时候会出现晕针：精神疲倦、头晕目眩、面色苍白、恶心欲吐、多汗心慌、四肢发凉、血压下降；严重者甚至会出现晕倒昏迷、唇甲青紫、二便失禁、脉搏极弱近似断绝的情况。

而卒中后抑郁患者受抑郁心理影响，容易对电针治疗产生紧张、焦虑等负面情绪，有可能诱发晕针。因此卒中后抑郁患者需积极配合针灸医师，克服自身的紧张、焦虑情绪，避免晕针的发生。

温馨提示

（1）**患者晕针怎么办**：晕针症状较轻的患者，可以平躺 15 分钟，再服用温水或糖水，即可恢复。当出现轻微晕针表现时，不必过度恐惧，在拔针后稍作休息即可。

如果症状较为严重，患者家属可以重掐患者的人中、内关、合谷等穴位或艾灸百会进行急救。

如果病情危急，则需要立即送往急诊，配合其他的急救措施。

（2）卒中后抑郁患者配合医师的电针治疗（图 3-14）：在电针治疗过程中，临床针灸医师将从最低频率刺激开始，在患者能够承受的范围内缓慢地增大电流强度而发挥电针疗法的功效。

在此过程中，临床针灸医师会适时询问患者电针刺激是否过小而感觉不明显以及电针的刺激是否过大而难以忍受，从而将电针疗法的刺激强度控制在患者能够承受的有效范围内。

卒中后抑郁患者应积极配合医师的问询，根据自身的感觉如实地回答问题。但需要注意的是，体弱病重的老年患者对电针的感觉有时并不清晰，所以不能一味地要求临床医师增加电流刺激强度，以免对身体健康造成影响。

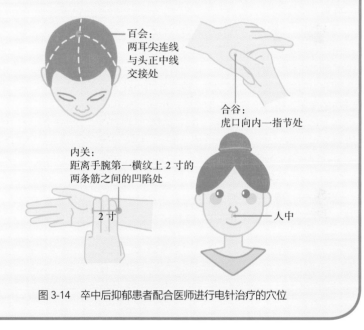

百会：
两耳尖连线
与头正中线
交接处

合谷：
虎口向内一指节处

内关：
距离手腕第一横纹上 2 寸的
两条筋之间的凹陷处

2 寸

人中

图 3-14 卒中后抑郁患者配合医师进行电针治疗的穴位

2）中医情志护理：中医情志护理从系统的角度出发，极具中医特色，通过调理气血，恢复脏腑功能平衡，以改善卒中后抑郁的病情，促进神经功能的恢复。

中医情志护理中灵活使用各种疗法，包括开导患者、指导患者借助静坐和传统乐曲放松身心，引导患者发泄心中的不良情绪并给予患者理性的分析和支持等。

临床医师根据卒中后抑郁患者的特征选取个性化的治疗方案，从而扭转患者错误的思维模式，释放积压在心中的负担，鼓励正向、积极的情绪，以达到调节患者情志的目的。

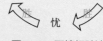 **你知道吗**

中医情志护理疗法包括哪些内容

（1）五情相胜法（图3-15）：五情相胜法按照五行相克理论，针对卒中后抑郁患者的不良情志给予特殊的干预，包括思胜恐、恐胜喜、喜胜忧、忧胜怒、怒胜思。

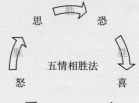

图 3-15　五情相胜法

例如，对于比较忧虑的患者，可以采用"喜胜忧"的愉悦疗法，引导患者多回忆日常生活中愉快的往事，让患者观看喜剧片、听相声等，向患者讲一些开心的小故事或小笑话，多列举治疗成功的案例，通过引导喜悦情绪的产生而制约其忧虑情绪。

（2）音乐情志刺激法：五行体感音乐疗法选取五行音乐曲目中的体感音乐波段的低频部分，以舒缓为主。结合患者的性格特点、爱好等，选择同质音乐进行情志刺激。

卒中后抑郁患者悲观、郁闷的情绪，在五行中属金，因此卒中后抑郁患者可以听商调式的乐曲，有助于排解心中郁结、缓解抑郁情绪。

五行音乐曲目（表3-1）如下。

表 3-1　五行音乐曲目

五行		木	火	土	金	水
五音		角	徵	宫	商	羽
对应乐曲	实证	《胡笳十八拍》	《紫竹调》	《春江花月夜》	《将军令》《阳春白雪》	《平沙落雁》
	虚证	《鹧鸪飞》《胡笳十八拍》	《喜洋洋》《喜相逢》	《平湖秋月》	《潇湘水云》	《平沙落雁》

（3）**安神静志**（图3-16）：卒中后抑郁患者可采用静坐、静卧、静立、放松训练等方法进行自我控制。

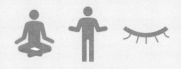

图3-16　安神静志

放松技巧：闭上眼睛，集中思想、排除杂念，进行肌肉放松，深呼吸3次，深吸气（8~10秒），深呼气（15~20秒）。

放松期间配合慢而深的呼吸，想象自己身处大自然安逸舒适的环境，从而使患者心境坦然、精神愉悦。

（4）**穴位按摩**：取能够刺激情志的穴位，如百会、内关、合谷、肝俞、胆俞等（图3-17）。每天按摩3次，每个穴位按摩3分钟。

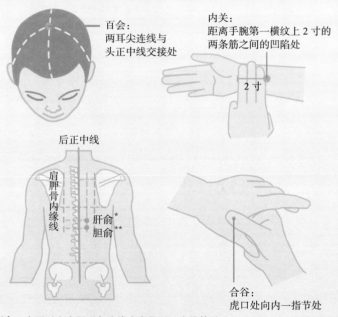

*肝俞：水平对齐肩胛下角连线中点往下2个椎体处
竖直对齐后正中线与肩胛骨内侧缘连线中点
**胆俞：水平对齐肩胛下角连线中点往下3个椎体处，竖直对齐肝俞

图3-17　穴位按摩

（5）**其他辅助治疗**：卒中后抑郁患者还可以尝试选用音乐、放松训练、冥想等其他辅助治疗手段。

2. 药物治疗（图3-18）。

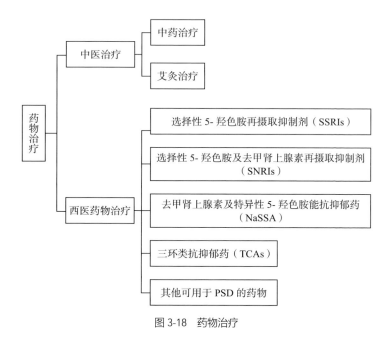

图 3-18　药物治疗

（1）中医治疗：可用于改善卒中后抑郁状态的中医疗法有中药疗法、艾灸疗法。

1）中药疗法：中医从整体观出发，注重辨证论治，在过去的临床实践中积累了大量的经典药方和经验方，具备自身独特的经验和优势。但需要注意的是，中药并不是包治百病的神药，也不是适用于所有人的万金油。

📢 你知道吗

对于卒中后抑郁患者，在抗抑郁药治疗的基础上，还可以考虑联合使用疏肝解郁类处方，以更好地缓解抑郁症状。

可考虑使用的处方包括：柴胡疏肝散、逍遥散、疏肝解郁汤、舒肝解郁胶囊，但具体药物的选择应以临床中医医师的建议为准，不可随意服用中药。

（1）**选药须知：**卒中后抑郁患者须在中医医师的指导下服用对症的中药，不可盲目服用他人推荐的某个特定药方，更不可随意服用成分不明的所谓偏方或神药。

（2）**煎药须知：**①常规情况下，1天煎1剂药，1剂早晚各煎1次。原则上按照医嘱煎药；②注意药方上不同中药的煎煮顺序，才能更好地发挥药物疗效。煎药最适合用砂锅，陶瓷锅和不锈钢锅也可以，但不可用铁锅、铜锅和铝锅煎煮中药。（中药里的蛋白质和鞣质等成分与铁、铜等结合，发生化学反应，使有效成分变性而影响人体吸收，不仅会降低疗效，还会危害人体健康。）

（3）**服药须知：**①一般情况下，中药温服即可，但有时从病症的寒热角度出发，中医医师会要求患者在适宜范围内冷服或热服；②患者可咨询临床中医医师药物的服用时间，比如饭前服、饭后服或睡前服。

（4）**饮食禁忌：**患者须在就医时询问医师是否有忌口的食物，以免影响药物疗效甚至诱发药物的毒副作用。

2）艾灸疗法：艾灸（图3-19）是中医传统的外治疗法，通过热力温煦和艾叶芳香通络作用的结合，起到活血化瘀、温经通络的疗效。相对于其他疗法而言，艾灸易于操作，即便是没有经过专业培训的普通人，也可以轻松上手。

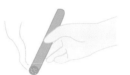

图 3-19　艾灸

📢 **你知道吗**

（1）**艾灸适宜时间段：**早上9点到下午2点，尽量避免在晚上艾灸，以免损伤阳气、耗伤阴血。

（2）**艾灸持续时间：**1天1次，1个穴位10～20分钟，1次1～4个穴位。

（3）**艾灸疗程及选穴：**应咨询针灸科医师的建议，确定具体疗程和艾灸所用的穴位。过度艾灸不会使疗效增强，反而容易带来不良反应，根据医嘱适度艾灸，才能取得最好的疗效。

艾灸疗法也有一些不为人熟知的禁忌证，需要格外留意。如果具有以下禁忌证的患者，请不要盲目艾灸，尽可能选择其他可行的疗法。

💡 **温馨提示**

艾灸禁忌证大盘点。

（1）过劳、过饥、过饱、酒醉者不可艾灸。

（2）患有某些传染病、高热、昏迷、抽风期间不可艾灸。

（3）无自制能力的人如精神病患者或皮肤溃烂的患者不可艾灸。

（4）术后体内有钢钉或其他物品的患者不可艾灸，曾经做过手术的部位也不可以随便艾灸。

（5）处于经期（非调经目的）的患者或孕妇不可艾灸。

（6）对儿童、昏迷、肢体麻木、感觉迟钝的患者艾灸不可以持续过久。

（7）关节部位不可以直接艾灸，大血管处、心脏部位不宜艾灸。皮薄、肌肉少肌腱凝结处，孕期妇女的腰骶部、下腹部，男女的乳头、阴部等部位不可使用艾灸。

除了警惕以上的禁忌证之外，艾灸操作过程中和艾灸后也需要多加注意，以免造成不良后果。

💡 **温馨提示**

艾灸注意事项如下。

（1）**保持通风**：操作过程中须打开门窗，保证室内的空气流通。

（2）**避风保暖**：①艾灸应尽可能在室内避风处进行，以免受风；②如有需要，可以提前准备好外套和被子保暖，以免受寒；③艾灸后注意保暖，3小时内不得接触冷水，比如喝冷饮，用冷水洗手或洗澡；④艾灸后3小时内不可以吹冷风，比如正对风扇和空调口或在室外风大的区域逗留。

（3）**防烫伤、感染**：①艾灸过程中要注意控制温度，如果温度过高则应调整艾条位置，避免因位置过近而烫伤皮肤；②艾灸中切勿分心，须及时将艾灰弹到不可燃的玻璃容器或铁质容器中，比如烟灰缸、玻璃杯中，以免造成烫伤；③艾灸中如果烫伤，先用碘伏消毒，后涂抹烫伤膏，切不可贸然挤破水疱或直接用水清洗，以免引起伤口化脓感染。

（4）饮食注意：①艾灸过程中不可进食，否则易引起气血紊乱，影响艾灸疗效。如需饮食，可以在艾灸后休息半个小时再进食。②艾灸前后可以适量饮用热水，可以起到排毒、补水和保暖的作用。③艾灸后注意清淡饮食，控制情绪，以免影响艾灸疗效。

（5）防范火灾：艾灸结束后待艾灰彻底冷却再倒掉，以免艾灰内火星复燃而引起火灾。及时清洗容器以备下次使用。

艾灸中可能会出现一些反应，患者可以通过阅读以下内容，了解艾灸的正常反应以及不良反应，学习如何应对不良反应，在家自行艾灸也可以从容地解决问题。

💡 温馨提示

应对不良反应该怎么办？

（1）如果出现眩晕感，则应停止艾灸，在后续的疗程中缓慢增加艾灸时间。

（2）如果出现上火的表现，可以艾灸足三里或涌泉泻热，或者暂停艾灸，待症状改善后继续艾灸。如果咨询专业中医后辨证为阴虚火旺者，则不宜继续进行艾灸（图 3-20）。

（3）如果出现发痒和皮疹，继续艾灸症状未消失或加重，则可以艾灸合谷和曲池，以缓解症状。

（4）如果在皮肤潮红的区域出现红白相间的斑点，则应继续艾灸，直至斑点消失、成功发汗为止。

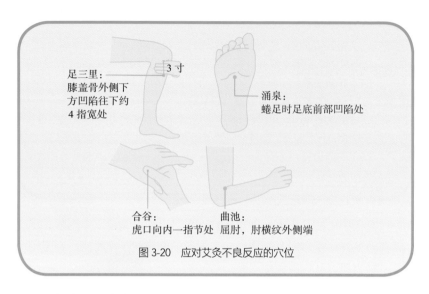

足三里：
膝盖骨外侧下
方凹陷往下约
4指宽处

3寸

涌泉：
蜷足时足底前部凹陷处

合谷：
虎口向内一指节处

曲池：
屈肘，肘横纹外侧端

图3-20　应对艾灸不良反应的穴位

（2）西医药物治疗

你知道吗

药物治疗的目标是缓解症状、提高生活质量和预防复发。因此，抗抑郁药的选用原则，是以个体化为基础，综合考虑与患者病情相关的各种危险因素（比如癫痫、跌倒、神志失常等）以及药物的不良反应，来选择适合的抗抑郁药及恰当的剂量。

治疗过程中，对药效及不良反应的监测是必不可少的。临床医师在住院期间和出院后的随访过程中，常常会不厌其烦地询问患者一些关键问题，比如是否遵循医嘱服药、服药后抑郁症状是否改善、是否发生不良反应等。所以患者需要积极回答医师的询问，以便医师获取与用药有关的信息，促进病情改善。

1）选择性5-羟色胺再摄取抑制剂（selective serotonin reuptake inhibitor，SSRIs）：代表药物有舍曲林、艾司西酞普兰、西酞普兰、氟西汀、帕罗西汀。选择性5-羟色胺再摄取抑制剂是临床上治疗卒中后抑郁的一线药物，可以选择性抑制突触前5-羟色胺能神经末梢对5-羟色胺的再摄取，从而产生疗效。

使用须知：具体的用量和服用时间须咨询临床医师的意见，做到最大程度发挥疗效，同时尽量规避潜在的不良反应和毒副作用。由于药物与药物之间可能存在作用上的冲突，所以卒中后抑郁患者如果同时服用其他药物，也需要详细地告知医师，尽可能地避免不良反应的发生。

💡 **温馨提示**

【常见不良反应】

1）恶心、呕吐、便秘或腹泻，但多数可耐受，且在治疗数周后这些症状会逐渐减轻或消失。

2）少数患者会出现：口干、食欲减退或食欲增加、失眠或嗜睡、出汗、头晕、性欲减退等症状。

【禁忌证】

1）过敏。

2）正在服用单胺氧化酶抑制剂（monoamine oxidase inhibitors，MAOI）。

3）有癫痫的患者和活动性颅内出血患者慎用。

2）选择性 5- 羟色胺及去甲肾上腺素再摄取抑制剂（serotonin noradrenaline reuptakeinhibitor，SNRIs）：代表药物有文拉法辛和度洛西汀。选择性 5- 羟色胺及去甲肾上腺素再摄取抑制剂这一类药物，具有 5- 羟色胺和去甲肾上腺素双重再摄取抑制作用。

💡 **温馨提示**

【不良反应】

1）心率加快甚至心律失常、心电图 Q-T 间期延长。

2）消化道症状、口干、性欲减退、便秘、恶心、失眠、头晕、焦虑、多汗等。

【禁忌证】

1）过敏。

2）正在服用单胺氧化酶抑制剂（MAOI）。

3）癫痫患者慎用。

3）去甲肾上腺素及特异性 5- 羟色胺能抗抑郁药（noradrenergic and specific serotonergic antidepressants，NaSSA）：代表药物为米氮平，这类药物通过增强去甲肾上腺素和 5- 羟色胺（5-HT）递质，并特异阻滞 5-HT$_2$、5-HT$_3$ 受体，拮抗中枢去甲肾上腺素能神经元突触前膜 α$_2$ 受体及相关异质受体发挥作用。

> ·☀· **温馨提示**
>
> 【常见不良反应】
> 口干、镇静、食欲减退或食欲增加。

4）三环类抗抑郁药（tricyclic antidepressant，TCAs）：代表药物有阿米替林、丙米嗪、氯米帕明、多塞平。三环类抗抑郁药的药理学机制是通过抑制 5- 羟色胺和去甲肾上腺素的再摄取，也有 M$_1$ 受体、α$_1$ 受体和 H$_1$ 受体拮抗作用，起效较快。结合我国现状，因其疗效好且价格低廉，同样也作为卒中后抑郁（post-stroke depression，PSD）的药物治疗选择之一。

> ·☀· **温馨提示**
>
> 三环类抗抑郁药的不良反应较其他新型抗抑郁药更为明显，使用时需注意不良反应：如口干、视物模糊、便秘、直立性低血压、心动过速，以及嗜睡、体重增加、锥体外系症状、性功能减退、自主神经紊乱等。

5）其他可用于卒中后抑郁的药物：代表药物有曲唑酮、氟哌噻吨美利曲辛片等。曲唑酮具有 5-HT$_{2A}$ 受体拮抗与选择性 5- 羟色胺及去甲肾上腺素再摄取抑制作用，此外还有相对较强的组胺 H$_1$、肾上腺素 α$_2$ 受体拮抗作用，而氟哌噻吨美利曲辛片则常用于抑郁合并焦虑的治疗。

温馨提示

　　曲唑酮不良反应较三环类抗抑郁药少，常见不良反应有嗜睡、头晕、头痛、视物模糊、口干、便秘、直立性低血压等。

　　氟哌噻吨美利曲辛片的常见不良反应：睡眠障碍、头晕、震颤和胃肠道不适。

你知道吗

　　（1）在服用抗抑郁药后如果出现过敏症状，例如发痒、皮疹、荨麻疹、水疱或呼吸困难，请停止服用药物，及时就医。严重的过敏反应可能导致呼吸困难，甚至危及生命。

　　（2）如果用药后产生不良反应，患者应及时咨询医师，尽可能规避不良反应，寻求进一步的用药指导。

　　（3）具体的用量和服用时间须咨询临床医师的意见，以避免剂量过大带来的毒副作用或者因剂量不足而疗效不佳。

　　（4）患者如果同时服用其他药物，也需要详细地告知医师。因为药物与药物之间可能存在作用上的冲突，应尽可能避免不良反应。

五、卒中后抑郁的预后与转归

　　1. 卒中与卒中后抑郁的恶性循环　卒中与抑郁两者可以互为因果，如果治疗效果不佳，则很有可能陷入恶性循环，影响神经缺损功能的恢复，延迟日常生活活动能力和认知功能的恢复，可能增加卒中的复发率，延长患者住院时间以及增加患者住院费用，最终导致生活质量的下降。

　　卒中的加重会诱发卒中后抑郁的发病，卒中后抑郁的发病又增大了卒中的发病风险，这就是卒中与卒中后抑郁之间的恶性循环。

　　如果能尽早发现卒中后抑郁，并结合病情给予心理疗法和药物疗法，那么治愈的可能性就越大，神经功能受损的程度越小，对生活质量的影响越小，提示预后较好。

　　2. 卒中后抑郁的分类　卒中后抑郁在临床上可以根据时间分

为 3 种类型：短暂性抑郁、持续性抑郁和抑郁复发，其预后与转归有所不同。

（1）短暂性抑郁发作时间相对短暂，一般可自行缓解，经治疗后相应的抑郁症状也会逐渐减退或消失。

（2）持续性抑郁发作时间相对较长，少则几天，多则数月甚至数年。多发于卒中后症状严重人群，容易对功能恢复失去信心和耐心，一旦确诊往往需要终身服药。

（3）抑郁复发则是指曾经患有卒中后抑郁的患者经自行缓解或治疗后康复，但在数月内再次复发，这一类患者容易受到自身其他慢性疾病影响而诱发卒中，极有可能转变为持续性抑郁，预后效果不佳。

第三节

出院后，我们能做什么

一、患者如何在日常生活中进行康复

卒中后抑郁的患者在生活方式上的建议
（1）保持健康、规律的生活习惯，形成良好的饮食和作息习惯。

温馨提示

（1）卒中后抑郁患者该如何控制饮食

1）为了提高免疫力和改善抑郁情绪，卒中后抑郁患者应保持合理均衡的饮食，以低盐、低油、高蛋白、富含维生素的食物为主。

2）为了保证维生素和微量元素的摄入，患者可以多吃一些蔬菜、水果、坚果等。

3）为了保持大便通畅，患者要多喝水，保证足够的水分，同时应注意不可食用辛辣、刺激、油腻、海鲜等生湿助热的食品。

4）抑郁患者常有食欲减退、体重减轻等症状，如果患者少食或拒食，应选择营养丰富、色香味美、易消化的食物鼓励患者进食。

5）患者进餐时要保持良好的心情，患者家属如果时间允许，也可以更多地陪伴患者进餐，在进餐过程中与患者沟通交流，鼓励与关心患者，营造温馨的进餐氛围。

（2）卒中后抑郁患者如何形成良好的作息习惯

1）早睡早起，保障充足的睡眠时间。

2）如果伴有严重失眠症状的卒中后抑郁患者，应按时、按量服用治疗失眠的药物，遵循医嘱。

3）卒中后抑郁患者睡前应避免接触悲观伤感的文学作品或歌曲，以免触发抑郁情绪。

（2）根据患者的体质和病情，选择力所能及的运动方式，比如生活功能训练和打太极拳。

💡 **温馨提示**

（1）**康复锻炼**：患者可以进行各种生活功能训练，例如站立平衡、进食、更衣、排泄动作等全身协调性训练。

（2）**太极拳**：患者可以选择简式太极拳中六式动作训练，包括起落式、开合式、云手、野马分鬃、倒卷肱、揽雀尾。

练习前行放松活动5分钟，六式动作练习10分钟，休息5分钟后重复练习。每天30分钟，六式动作共训练2次，对改善卒中后抑郁患者的运动功能及抑郁状态有积极作用。

（3）尝试通过听音乐、冥想、放松训练等方式放松身心。

（4）保持良好的社会支持系统，比如积极参与社区运动、与外界积极沟通。

（5）学会敞开心扉，求助自己身边的人。当患者感到抑郁时，不要把不良情绪压抑在心里。

（6）转变心态，保持乐观的生活态度，转换角度去思考和解决问题。

二、卒中后抑郁患者该如何进行疾病管理

你知道吗

为什么卒中后抑郁患者要进行疾病管理

首先，绝大多数卒中后抑郁患者对自身疾病的认识其实并不深入，对疾病存在许多的盲区和误解，常常出现讳疾忌医、用药不规范等问题。

其次，卒中后抑郁患者忍受着身体和心理的双重折磨，不仅时常担心卒中病情的复发或加重，而且长期被抑郁情绪所困扰，对治疗逐渐丧失信心……

而积极地进行疾病管理，可以帮助卒中后抑郁患者及时控制自身病情以免抑郁情况恶化，了解更多与卒中后抑郁有关的健康知识，纠正不良的用药习惯和日常生活习惯，改变不利于病情改善的观念，从而改善卒中后抑郁病情，提高生活质量。

卒中后抑郁患者该怎样进行自我疾病管理

（1）自我调节：卒中患者及卒中后抑郁患者须注重日常的情绪管理，不要陷入无休止的悲观与自责中，而是要乐观、积极地克服卒中病情和生活中的种种困难与挑战，防抑郁情绪于萌芽之中，战胜抑郁情绪以避免病情的恶化。

除此之外，当卒中患者怀疑自己存在抑郁的情况时，可以积极地与亲友沟通交流，寻求开导，及时排解抑郁情绪。

（2）定期就诊：卒中患者应及时观察自身抑郁病情的变化，尽早就医治疗，积极配合医师的治疗举措，调整好心态，切不可讳疾忌医，延误治疗的时机。

如果抑郁情绪无法缓解甚至产生了难以排解的痛苦与烦恼，或者在社交、职业或其他重要方面出现的功能缺损，已经妨碍了正常的工作学习和日常生活时，患者应该去专业的医疗机构，进行卒中后抑郁的识别与评估，以得到对应的治疗。

（3）健康知识教育：卒中后抑郁患者可以通过医护人员、社区卫生机构、医院专科推荐的健康教育小册子获得科学、合理的健康

教育信息，还可以通过参加医疗／康复机构的健康宣教活动或通过查阅医院官网／公众号获得医疗健康领域的相关信息。

如果卒中后抑郁患者同时伴有失语症或视力障碍，可以选择一些易于阅读的传单或者选择语速适中的科普音频。

📢 **你知道吗**

接受卒中后抑郁的健康教育有哪些途径

（1）**书籍**：专业医疗机构提供的健康知识小册子对疾病基本知识及护理的介绍较为科学、可信，内容更加全面。

（2）**讲座**：社区的医疗卫生机构会定期进行健康知识宣讲，卒中后抑郁患者可以通过讲座学习如何科学管理自身疾病，通过科学、规范的方法改善病情，获得更多的成就感，以避免因病情恶化而产生抑郁情绪难以自拔。

（3）**微信公众号**：卒中后抑郁患者可以关注就诊医院的微信公众号，了解合理、规范的康复措施，规避阻碍卒中后抑郁病情改善的误区和盲点。

（4）**医院官网**：患者可以在网上搜索就诊医院或康复机构的名称，进入官网获取与卒中后抑郁相关的医疗健康知识。

（5）**其他**：如果患者在其他非官方渠道了解了与卒中后抑郁相关的内容，比如浏览医疗科普网站或者观看医学科普短视频，仍需咨询临床医师后才可以采纳其中推荐的内容，以避免被不规范的科普信息所误导。

💡 **温馨提示**

卒中后抑郁患者在接受健康教育过程中需要重点了解哪些内容

（1）卒中对患者及其家属情绪的影响。

（2）卒中及卒中后抑郁症状可能复发或加重的迹象。

（3）症状复发后该怎么做？

（4）需要注意的症状有哪些？

（5）不同治疗方法的优缺点。

（6）坚持服药以及按时、按量服药的重要性。

（7）抗抑郁药的种类、疗效、副作用及减轻副作用的方法。

（8）如何保持健康、规律的生活行为习惯？

（4）病友会交流：卒中后抑郁患者可通过病友会来进行自我管理教育活动以及患者间的互相交流，学习克服卒中后抑郁的宝贵经验。

（5）定期评估：卒中后抑郁复查的具体时间由临床医师决定，视病情的严重程度和具体疗程而定。一般来说，卒中后抑郁的复查需要做心理测试以及肝肾功能检查和血常规检查，以检查抗抑郁药对身体各项功能的影响，如有需要还要做头颅磁共振成像等其他检查。

鉴于抑郁症病情时好时坏的特点，患者需要定期到医院复查卒中后抑郁的病情。经复查之后，专业医师将根据病程发展和药物疗效调整治疗方案、调整药物剂量。卒中后抑郁患者切记不可在家擅自增减药物或改变剂量，以免诱发不良反应。

三、卒中后抑郁的二级预防怎么做

短暂性卒中后抑郁的间歇期一般只有数天，很少超过 1 个月。

（2）卒中后抑郁复发的规律：多发生于首次发病 3~6 个月及 9~12 个月，与卒中复发相关，多合并肥胖、高血糖、高血压、动脉粥样硬化、高同型半胱氨酸血症及脑血管病家族史等，一旦复发往往转为持续性抑郁状态。

（3）卒中后抑郁与卒中之间的不良循环：当卒中加重或复发时，卒中后抑郁加重或复发的可能性就会明显增加。反过来，当卒中后抑郁加重或复发时，容易造成对大脑神经功能的进一步损害，卒中加重或复发的风险随之增加。因此，卒中后抑郁的二级预防，也要兼顾卒中的预防。

二级预防的建议

（1）严格控制患者的血压、血糖、血脂等危险因素，从防治卒中的角度预防卒中后抑郁。可能诱发卒中加重或复发的疾病及相关因素有肥胖、高血糖、高血压、动脉粥样硬化、高同型半胱氨酸血症及脑血管病家族史等。

（2）保持良好的饮食习惯：切忌暴饮暴食，尽可能摄入低脂、低糖、低盐的食物，戒烟、戒酒。

（3）纠正错误的睡眠习惯：坚持早睡早起，保持充足的睡眠。

（4）在能力范围内坚持恰当的体育锻炼及卒中康复锻炼。

（5）善于通过合理方式发泄不良情绪，排解压力，使心情舒畅、内心平和。

（6）定期去医院做检查。尽早发现可能诱发卒中和卒中后抑郁的危险因素，才能防患于未然。

四、如何更好地照料患者

照料者可提供的帮助　照料者的支持与帮助对卒中后抑郁的预防和改善尤为重要。可提供的帮助包括以下几点。

（1）照料者的观察：在相关知识领域，照料者可以通过与卒中后抑郁有关的科普材料学习相关症状的表现，持续观察患者是否存在抑郁状态或抑郁状态恶化的迹象，警惕卒中后抑郁发病的可能。

（2）照料者的监督：照料者应该监督患者遵从医嘱，按时、按量服用药物，不能擅自停药或增减药物，如果有停药或增减药物的需要，应督促患者或帮助存在行动或语言障碍的患者通过正规渠道咨询临床医师的意见。未遵循医嘱贸然停药或增减药物，更容易引起药物的不良反应，严重者可能加大卒中后抑郁复发的风险，这一点需要照料者尤为注意。

（3）照料者的纠正：照料者应该协助患者纠正不良的行为习惯（比如饮食、作息与情绪管理等），积极配合医师的治疗，改善预后。

（4）照料者对患者的心理支持：在日常生活护理的基础上，照料者还需要注重患者的心理护理，比如向患者解释医师的举措，安慰和鼓励患者等。与患者更多地沟通交流，尽量消除患者存在的顾虑。照料者的支持，可以帮助患者增强战胜疾病的信心。

💡 **温馨提示**

照料者自我心理健康的评估

照料者通常会承受一定的压力，包括在卒中后某个时间点产生的焦虑与抑郁情绪，这可能会在长期的护理过程中持续。

因此，照料者在照顾卒中幸存者的同时，也要关注自身的身心健康状态，应该定期或在可能存在抑郁、不良健康风险的情况下积极地进行自我评估（评估内容则包括不良情绪的应对能力、抑郁风险等）。如有需要，还应该去医疗机构进行相应的身体检查。

📢 **你知道吗**

照料者，尤其是卒中后抑郁患者的家人，面对患者的悲观和抑郁情绪无能为力，想要关心和帮助患者却又总是被拒绝。

在患者患病过程中，照料者也长期承受着心理压力，他们常常会经历以下的几个阶段。

（1）忽视或轻视抑郁症状。

（2）为抑郁障碍找理由或使抑郁障碍合理化，比如"他现在只是有点疲倦"。

（3）否认，比如"我们家不会有人发生抑郁障碍"。

（4）自责，比如"我可能做错了什么"。

（5）愤怒，比如"为什么你会如此"。

五、卒中后抑郁 10 条建议

序号	推荐强度	建议内容
1	♥ D	卒中后以下时期需要注意抑郁的发生或加重：①在急性期刚住院时期；②急性期治疗后至出院回家前；③患者转入康复机构的早期阶段；④康复阶段；⑤患者返回社区生活时。 同时，建议卒中患者定期或在抑郁病情反复时，评估抑郁状态
2		卒中后抑郁可选取以下量表进行自我评估
	👍 A	（1）患者健康问卷 -9（PHQ-9）
	✔ B	（2）CES-D 20 抑郁自评量表
3	♥ D	应特别关注以下卒中人群的抑郁情况：①卒中严重程度加重；②依赖性较大或增加（如日常生活活动需要帮助）；③认知障碍；④卒中前有抑郁既往史；⑤沟通不足和社会孤立；⑥老年群体、女性群体、社会经济地位较低的群体
4		对于失语的患者，可选取以下量表评估卒中后抑郁情况
	✔ B	SADQ-10 量表
	✔ B	失语症抑郁量表（ADRS）

序号	推荐强度	建议内容
5		非药物疗法的疗效
	D	(1)心理疗法 ①卒中后抑郁症状轻且不伴有认知与交流障碍的患者可采用单一心理治疗
	A	②认知行为治疗(cognitive—behavioral therapy,CBT)等心理疗法可用于未遵循医嘱服药、不适合药物治疗或用药效果不佳的卒中后抑郁患者
	D	(2)物理疗法:经颅磁刺激或电休克疗法可应用于难治性(包括有严重自杀意识、顽固性或严重耐药性)的非急性卒中后抑郁患者的治疗,但证据不足
	D	(3)其他疗法:音乐、放松训练、冥想等其他辅助治疗手段可以尝试用于卒中后抑郁患者
6	A	中医药疗法的疗效:在抗抑郁药治疗的基础上,可以采取中药治疗更好地缓解卒中后抑郁症状
	A	可用于改善卒中后抑郁状态的中医疗法有电针、艾灸与中医情志护理
7	D	卒中后抑郁患者的生活方式:患者应尽量保持健康、规律的日常生活,多运动;尝试通过听音乐等方式放松身心;保持良好的社会支持系统,感到抑郁时学会求助自己身边的人
8	D	卒中后抑郁患者可以通过以下渠道获取科学、合理的健康教育信息:可以通过医护人员、社区卫生机构、医院专科推荐的健康教育小册子获得科学、合理的健康教育信息,还可以通过参加医疗/康复机构的健康宣教活动或通过查阅医院官网/公众号获得相关信息
9	D	卒中后抑郁患者在疾病管理方面应注意:及时察觉病情变化,尽早就医评估;调整心态,正视疾病对其生活的影响,积极治疗

序号	推荐强度	建议内容
10	♥ D	照料者须协助患者落实治疗方案 (1)照料者应监督患者遵从医嘱,按时、按量服用药物,不擅自停药或增减药物,若有停药或增减药物的需要,应督促患者或帮助存在行动或语言障碍的患者通过正规渠道咨询临床医师的意见 (2)照料者应协助患者纠正不良的行为习惯(比如饮食、作息与情绪管理等),积极配合治疗方案,改善预后

本章小结

当卒中患者怀疑自己存在卒中后抑郁的可能性时,可以先使用自评量表进行自我评估。如果量表提示需要就诊治疗,则应该去专业的医疗机构由临床医师进行更精确的诊断和进一步的治疗。

如果确诊了也不必过分担忧,卒中后抑郁并非不可战胜。在发现抑郁症状时及时就诊,积极配合医师的治疗,是每一位卒中后抑郁的患者都需要谨记的原则。要信任医师,不随意用药,更不可讳疾忌医,以免耽误疾病的治疗。

第四章

卒中后认知障碍

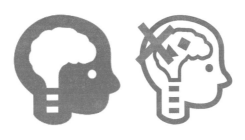

卒中后认知障碍，不同于"阿尔茨海默病"，是卒中常见的后遗症之一，长期困扰着众多卒中幸存者和他们的照料者。在本章节中你将会了解到一些关于卒中后认知障碍的知识，并且更深入地认识卒中后认知障碍的识别方法、预防措施及治疗、康复等相关内容。

第一节
入院前，我们能做什么

一、如何识别卒中后认知障碍

1. 卒中后认知障碍的定义　卒中后认知障碍指的是在卒中（俗称中风）后6个月内出现的学习能力减弱、记忆力与语言思维能力下降、心理精神出现障碍等一系列综合征。

2. 卒中后认知障碍有哪些症状

常见的症状（图4-1）

1）执行功能下降：与以往相比，处理复杂任务的能力下降，如无法核对账目、无法独立买菜做饭等。

2）注意力下降：注意力难以集中，无法持续、专注地做事情。

3）记忆力下降：经常忘记事情、难以记住新的信息，如忘记早餐吃了什么。

4）语言能力下降：如找词困难，想说某样东西，却总想不起来叫什么或找不到合适的词语。

5）视空间能力下降：难以肉眼判断距离远近、在熟悉的地方迷路。

有部分患者还可能会出现走路不稳、频繁无故跌倒、尿频、尿急（非泌尿系统疾病引起）、情绪低落、情感淡漠等。

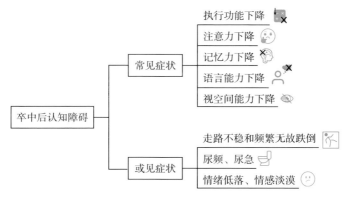

图 4-1　卒中后认知障碍症状

 误区

卒中后认知障碍 = 老年痴呆？

　　通常讲的老年痴呆主要指的是阿尔茨海默病，起病隐匿，早期家人难以察觉，也说不清楚具体的发病时间，最主要的表现是记不清最近发生的事情，例如容易忘记刚刚做过的事情和说过的话，忘记钥匙、手机放在了哪里等。进展到疾病后期，还会出现交谈能力下降、迷路、不认识家人、算错账、付错钱等表现。

卒中后认知障碍患者有明确的卒中史，他们的认知障碍在卒中发病后的 6 个月内突然发生或缓慢进展。认知障碍和卒中有着明确的时间关系，这是卒中后认知障碍和阿尔茨海默病最重要的区别。

患者可能早期的记忆力下降不明显，反而更多表现为解决复杂问题的执行功能下降，不可因为未出现记忆力下降的表现就忽略了认知障碍的可能。

3. 卒中后哪些时期应该警惕认知功能的恶化（图 4-2）

（1）卒中事件发生后的住院期间。

（2）在进行卒中后康复治疗前或出院前。

（3）发生卒中后 3 个月。

（4）发生卒中后的每 3 个月。

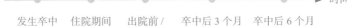

时间

发生卒中　　住院期间　　出院前 /　　卒中后 3 个月　　卒中后 6 个月
　　　　　　　　　　　　康复治疗

图 4-2　卒中后认知评估的关键时间点

📢 你知道吗

急性卒中事件发生后的住院期间应该尽早进行认知评估，这样不仅可避免因评估不及时而导致的认知功能进一步下降，还可以尽早对已经有认知功能障碍的卒中患者进行干预和治疗。而出院前和康复治疗前进行筛查则是为了方便医师为卒中患者制订更精确的治疗及康复方案。

在卒中后 3 个月，卒中患者的肢体运动、语言等神经功能缺损症状恢复达到稳定平衡期，但是其认知功能障碍开始凸显。

而在卒中后每 3 个月进行筛查是为了明确卒中后认知障碍是否发生或进展。

具体的认知功能评估时间点由专业的医师根据病情评估后决定，而卒中患者须积极配合医师的检查，以便尽早识别出卒中后认知障碍，选择针对性较强的治疗措施。

4. 我们不仅要了解卒中后出现的一些与认知障碍相关的症状、容易恶化的时间，还应熟悉卒中后认知功能筛查的流程（图4-3）。

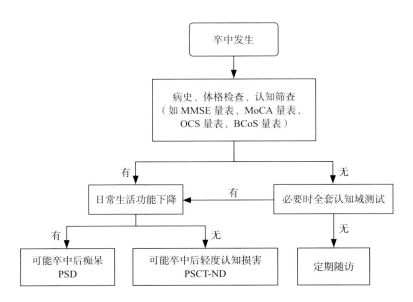

注：MMSE：简易精神状态检查表；MoCA：蒙特利尔认知评估量表；OCS：牛津版认知筛查量表；BCoS：伯明翰认知筛查量表。

图 4-3　认知功能筛查流程图

二、如何预防卒中后认知障碍的发生

1. 积极控制卒中的高危因素如高血压、糖尿病、心房颤动（简称"房颤"）。

2. 高血压患者平时需要保持低脂低钠的饮食习惯。

3. 高血压、糖尿病患者平时可进行适量的有氧运动，每天可以进行半小时到 1 小时的慢跑或步行，不喜欢跑步者则可以进行同等时间的有氧健身操、骑自行车或跳绳等。

4. 房颤患者要注意规律休息，若条件允许中午尽量午休。

5. 卒中后认知障碍患者应戒酒、戒烟。

伴有高血压的卒中后认知障碍患者的饮食建议如下。

（1）建议少吃以下食物。

1）含钠的调味料：盐、酱油、味精等。

2）钠含量高的加工品：咸菜、火腿、各种腌制品等。

3）其他：酒等。

（2）建议常吃：新鲜的果蔬、钾含量比较高的食物（如香蕉）。

三、在就诊前卒中后认知障碍患者应做什么

如果您或您的家人出现的症状还没有影响到正常生活时，可以先在家进行自我观察，但是在这段时间里也应注意调整自己的生活方式，养成规律用餐、规律休息的良好习惯。另外，在工作之余可进行适当的运动且每天定时地监测自己的血压、血糖和心率等指标。

如果出现的症状已经影响正常生活，请及时就医，防止病情进一步恶化！

第二节
住院过程中，我们要注意什么

一、患者应在什么时候就诊及如何就诊

卒中后，患者如果出现执行功能下降、注意力、记忆力下降等，应该尽早到神经专科门诊或专门的记忆门诊就诊，及早干预，防止病情进展恶化。具体就诊流程见图4-4。

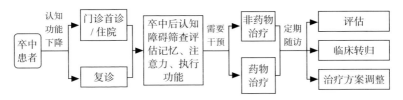

图 4-4　卒中后认知障碍患者的就诊流程

💡 **温馨提示**

患者就诊前需要做的准备

（1）应携带好各种证件，如患者本人的身份证、医保卡等。

（2）应携带以往的病历及检查报告（检查报告最好是 3 个月内的）；如果条件允许，可以携带之前或当前服用的药物或者把照片拍下来。

二、如何诊断是否患有卒中后认知障碍

医师在病史采集时会问的一些问题。

（1）卒中相关问题

1）什么时候出现了卒中？

2）是什么原因导致的卒中？

3）现在是否有卒中后遗症的表现？

4）最近一次关于卒中症状的检查是在什么时候？检查了哪些项目？有没有带之前的检查报告？

5）之前或现在服用什么药物来治疗卒中症状？

💡 **温馨提示**

医师询问以上问题是为了详细地了解患者当前的卒中病情是否有所好转，以及判断患者是否因卒中而留下后遗症，这可为后续医师判断患者是否患有卒中后认知障碍提供重要的判断依据，也可以避免短期内重复检查，减轻患者的医疗费用负担。

因此，患者需要配合医师，耐心地回答医师的问题，以保证医师在最后能做出比较准确的判断。

（2）认知障碍相关问题

1）出现了什么症状？比如是否出现注意力下降、记忆力减弱等症状？

2）之前是否有做过什么治疗？

3）之前是否有服用过治疗注意力下降、记忆力下降的相关药物？

4）之前服用的药物疗效怎样？

5）服用这些药时有没有出现过什么副作用？比如过敏等。

 温馨提示

医师询问关于认知障碍方面的问题直接影响着医师对患者病情的判断，目的是判断患者当前的认知障碍症状及其程度。

所以患者应该配合医师的问诊过程，以便医师做出较为准确的判断及给出合理的治疗方案。值得注意的是，对于患者的卒中后认知障碍的严重程度及身体情况，医师给出的治疗方案是不同的。

（3）其他问题

1）发病以来的饮食、睡眠、大小便和体重变化情况。

2）最近有没有服用治疗其他疾病的药物？

3）是否有高血压、糖尿病、房颤等慢性疾病的病史？

4）最近一次月经是什么时候？（针对女性）

5）是否怀孕？（针对女性）

 温馨提示

医师询问这些问题是为了了解患者自身的身体状况，从而避免患者因同时服用治疗卒中后认知障碍和治疗慢性疾病的药物而发生不良反应，或判断慢性疾病是否会对卒中后认知障碍的康复造成影响。

患者须配合医师的工作，使医师高效地完成病史采集和体格检查，获取有效信息，及时完成相关检查，避免失治、误治。

如果患者拒绝做检查或进行治疗，家人也应该对患者进行心理疏导，帮助患者克服心理障碍，尽量劝导患者配合进行相关检查。

三、卒中后认知障碍的测评与检查有哪些

当患者去医院就诊时，医师一般会先建议患者完善一些与疾病诊断相关的必要检查。比如量表筛查、脑部影像检查等。

1. 量表评估　目前还没有公认的认知障碍自评量表可供患者进行自我评估。因此当患者本人或家属朋友怀疑患者可能存在认知功能下降情况时，请前往医疗机构由专业人员进行评估。

医疗机构进行卒中后认知障碍筛查的常用工具，有简易精神状态检查表（mini-mental state examination，MMSE）、蒙特利尔认知评估量表（montreal cognitive assessment，MoCA）、伯明翰认知筛查量表（brimingham cognitive screen，BCoS）、中文版的牛津认知筛查量表（oxford cognitive screening scale，OCS）等。

（2）MoCA 量表：该量表主要用于筛查轻度的卒中后认知障碍。总分为 30 分，以 26 分为分界值，若大于或等于 26 分则为认知功能正常，若小于 26 分则为认知功能缺陷。

注：虽然其不同于 MMSE 量表的分组，但是，受试者的受教育年限小于 12 年，则应在原有得分的基础上加 1 分。

📢 **你知道吗**

（1）MoCA 量表比 MMSE 量表更适合用于血管性认知功能障碍筛查，且 MoCA 量表还可用于急性期卒中后患者的认知障碍筛查，广泛应用于临床认知障碍的筛查。在卒中后认知障碍的筛查方面，MoCA 量表较 MMSE 量表更为敏感，且具有较高的信度和效度。

（2）OCS 量表是一个专门针对卒中后认知障碍的快速筛查的评估工具，量表由 5 个认知范畴板块组成。研究结果发现，对卒中后 3 周内的脑梗死患者进行认知障碍筛查，OCS 量表较 MoCA 量表更敏感。

（3）BCoS 量表特别适用于患有失语症和 / 或忽略的患者，但其筛查所需要时间过长（大约 1 小时），因此一般不用于急性期卒中患者的认知筛查。

2. 神经影像学检查 神经影像学检查是确定血管性认知障碍病因和病理诊断的主要方法。影像学评估不仅可以反映血管性脑损伤病理类型、部位和程度，还可以帮助鉴别其他原因导致的认知障碍。

头颅计算机断层扫描（computed tomography，CT）检查或磁共振成像（magnetic resonance imaging，MRI）检查（图 4-5）是目前临床上使用频率最高的检查。

（1）头颅 CT 检查：头颅 CT 检查耗费时间短、价格较低、检查禁忌较少，而且对于颅内出血性疾病较敏感，是用来诊断出血性卒中及评估病情变化的重要检查手段。

（2）MRI 检查：MRI 检查相对于 CT 而言，可以更为清楚地了解颅脑的结构和病变情况，对于缺血性卒中更加敏感，因而也是常

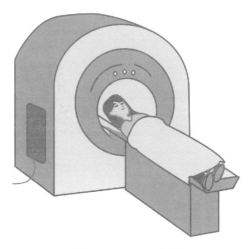

图 4-5　CT/MRI 示意图

用的检查手段。MRI 检查不具有放射性，但检查费用要比 CT 高。

温馨提示

（1）在做 CT 或 MRI 检查前，患者要告知医师过往病史及身体情况（如是否有摔跤史，是否会经常头痛、头晕等），从而让医师来判断是否可以做检查。

（2）若对造影剂过敏或者体内有植入物（如心脏起搏器等），患者要提前告知医师，避免发生意外。

（3）在做检查前患者要摘除身上的金属物品。

（4）头部 CT 检查及 MRI 检查患者都不需要空腹。

（5）在做 MRI 检查时患者尽量做到安静，不要随意移动。

四、卒中后认知障碍的治疗是怎样的

1. 得了卒中后认知障碍不想吃药怎么办　建议患者在早期及时介入非药物疗法来治疗卒中后认知障碍。患者可以通过电刺激改变中枢神经、外周神经或自主神经系统的活性，改变已有的认知思维模式，改善注意力、记忆力、视觉忽视和执行功能。

认知思维模式是指人对某些事物的判断、推理或处理方式等，不同的人或同一个人所处的环境不同，其认知思维模式都是不同的。

2. 卒中后认知障碍的非药物治疗主要分为以下 4 类。

（1）物理治疗

1）重复经颅磁刺激（图 4-6）或直接刺激以及约束诱导方法可以改善患者卒中后认知障碍，但应谨慎使用。

经颅磁刺激是一种皮层刺激方法，具有无痛、无损伤、操作简便、安全可靠等优点。它的治疗原理是利用脉冲磁场作用于脑组织，诱发一定强度的感应电流，使神经细胞去极化并产生诱发电位，兴奋皮层。

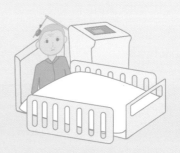

图 4-6　重复经颅磁刺激示意图

💡 温馨提示

（1）在做经颅磁刺激之前，医师会在患者的头部"画圈圈"或者标点，如果用专业术语来说就是给大脑定位，目的是可准确知道进行经颅磁刺激时的刺激位置在哪个部位。

（2）定位后，医师就会用经颅磁刺激仪器靠近头部，这时候会发出声音，这是一种正常的现象。

（3）在做治疗时，如果患者感觉到不舒服可以马上呼叫医师。

2）对卒中后认知障碍患者大脑左侧某个部位进行阳极经颅直流电刺激治疗有改善基于语言的短时记忆功能的可能性。考虑到治疗有效性与患者接受程度，临床医师往往会谨慎使用。

你知道吗

经颅直流电刺激（transcranial direct current stimulation，tDCS）指的是通过盐水浸湿的电极向大脑皮质发送恒定的低频直流电，其中一部分电流分散在头皮上，另一部分穿过颅骨到达脑内，引起颅内电流。其中阳极刺激增强大脑皮质的兴奋性。基于不同的治疗刺激强度和治疗时长，经颅直流电刺激的治疗效果可以持续1个小时甚至更长时间。

温馨提示

治疗前须知

（1）头颅内有金属异物或带有心脏起搏器、心脏支架的卒中后认知障碍患者不能重复进行经颅磁刺激或经颅直流电刺激治疗。

（2）有耳蜗植入或颅内压明显增高的患者不能进行此类非药物治疗方法。

（3）有癫痫病史的卒中后认知障碍患者不能进行该技术的治疗。

（4）正处于妊娠期的卒中后认知障碍患者不建议进行该治疗。

（5）存在耳鸣现象的卒中后认知障碍患者，不建议进行该项治疗技术。

（6）在重复进行经颅磁刺激治疗时，应把眼镜、耳环、戴在头上的珠宝首饰摘下来。

治疗后须知

（1）治疗后家属或护理人员应为患者营造一个积极、放松的环境，加强与患者的交流，从而引导其表达对该治疗的感觉。

（2）不良反应

1）癫痫：当患者出现癫痫抽搐时，家属或护理人员应先使患者平卧，然后将其头偏向一侧，将口腔和鼻腔内的分泌物吸出，解开患者的衣领、腰带，取出义齿。而对于牙关紧闭者则使用开口器，口中放置牙垫；若口唇发紫，应立刻给予鼻导管吸氧。

2）听力障碍：听力的问题往往是治疗时脉冲的刺激声导致的，因此在治疗中医护人员会要求患者塞上耳塞。治疗后，若患者出现听力障碍，家属或护理人员可为其塞上耳塞，从而缓解症状。

注：家属或护理人员在使用开口器时要小心，避免对患者造成二次伤害。

（2）传统康复疗法：中医将卒中后认知障碍归于呆病范畴，中医传统康复疗法包括针灸、八段锦或太极拳等传统治疗方法，可用来改善患者的认知功能。

针灸治疗呆病渊源已久，随着现代针灸疗法不断创新，针灸治疗卒中后认知障碍的方法也呈现多样化，不再局限于单纯针刺、艾灸，可结合电针、药物、康复、物理治疗等综合疗法。

1）电针：基于普通针灸（图4-7），电针疗法（图4-8）利用电针器输出的电流，使细针产生振动，对穴位施加更强的刺激从而强化治疗效果。在使用电针器操作时，医师会慢慢调节其频率，在调节过程中医师会询问患者的感觉，患者感觉强度适宜便可告知医师。

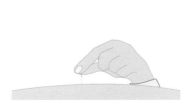

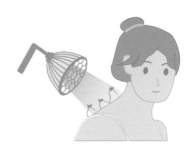

图 4-7　普通针灸示意图　　　　图 4-8　电针疗法示意图

 温馨提示

（1）普通针灸

1）不要空腹：在做针灸前患者不能空腹，可以吃适量的东西，但也不需要太饱。

2）心情放松：有些患者可能是第一次做针灸，所以会比较紧张，这时可以尝试做一些比较缓和的放松，如深呼吸、和医师聊聊天或者其他，转移一下自己的注意力。

3）注意保暖：做完针灸后要注意保暖，尽量不要受凉了，特别是不要喝一些冰凉的饮料或吃生冷的东西。

4）注意暖灯的使用：使用暖灯一是为了调动气血，二是为了保暖。但当暖灯距离身体太近或者感觉温度过高时，一定要告诉医师，避免其损伤皮肤。

5）其他：比如说卒中后认知障碍患者的皮肤有溃疡、过敏、感染等，先不要进行针灸；还有女性经期、孕期都是不能针灸的；或卒中后认知障碍患者伴有糖尿病也不能进行电针治疗。

（2）电针

1）体质虚弱或易受惊吓的卒中后认知障碍患者不适合进行电针治疗。

2）有心脏病或装有心脏起搏器的患者也不适合进行电针治疗。

3）如若卒中后认知障碍患者有感觉迟钝的症状，在做电针时一定要告知医师，让医师把电流控制在一个安全的范围内，因为对于感觉迟钝的患者，医师不能再根据患者的感觉来调节电流大小。

2）艾灸（图4-9）：艾灸疗法与针灸一样，都属于中医的非药物治疗。但是艾灸主要是运用火的温煦作用与艾叶的芳香作用来达到温经通络的治疗效果。相较于针灸而言，艾灸更易于操作且基本没有操作技术的要求，也就是说如果患者有艾条或艾叶，就可以艾灸。

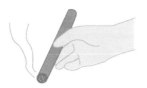

图 4-9　艾灸示意图

你知道吗

（1）艾灸有很多种形式，最常见的便是艾条灸、艾绒灸、艾灸盒这3种形式。前面所提到的大多数人都可操作的便是艾条灸，艾绒灸和艾灸盒需要经过专业人员操作。

（2）艾绒灸：即平常听到的麦粒灸。在操作前，先在患者相应的穴位上涂上万花油，然后再将提前准备好的艾炷放在相应的穴位上，点燃线香引燃艾炷的尖端，待患者感觉烫时立即用镊子拿掉艾炷，并用蘸了万花油的棉签轻轻按压。一般每个穴位施灸 3～5 炷。

（3）艾灸盒：即用一个装着艾条或艾绒等的木盒放在相关的区域温煦经络。

（4）艾灸可用于改善轻度卒中后认知障碍，其疗程及选穴应根据医师对患者的诊断以及建议来决定。虽说艾灸比较方便，但也不可在毫无了解的情况下使用，须谨防误治。

💡 **温馨提示**

艾灸的禁忌证有下面几条。

（1）过劳、过饥、过饱、大渴、大惊的患者不可艾灸。

（2）不可一边进食一边艾灸。

（3）皮肤过敏或皮肤有溃烂的卒中后认知障碍患者不可艾灸。

（4）处于经期或妊娠期的女性不可艾灸。

（5）昏迷、感觉迟钝的患者不可艾灸。

（6）高热、抽搐的卒中后认知障碍患者不可艾灸。

艾灸的注意事项如下。

（1）在家自行艾灸。

1）艾灸时室内要适当通风，避免患者吸入过多烟雾。

2）艾灸时要注意温度，及时调整位置，避免温度过高而损伤皮肤。

3）艾灸过程中如果不小心烫伤了，可用万花油、烫伤膏等处理，不宜用冷水冲泡。

（2）其他

1）艾灸后要注意保暖，一般在3个小时内不能吹风、洗澡、喝冰水等，但可饮用适量温水。

2）若在艾灸过程中出现头晕、皮肤红疹等不良反应时应立即停止，并与主治医师商量后续的治疗方案是否需要调整。

3）耳穴贴压法：耳穴贴压法也是中医非药物疗法中比较常见且容易操作的一种治疗方法，同时它也是基于耳针技术发展起来的一种新疗法。耳穴贴压法主要是将一些种子类药物（如常用的王不留行）贴压于耳朵相应的穴位上，从而达到改善患者认知功能障碍和日常生活能力的目的。

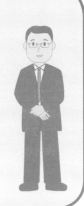

📣 你知道吗

耳穴贴压法的操作步骤

治疗卒中后认知障碍患者首先要判断某些症状应贴压的穴位并找到所需穴位。其中判断穴位可询问医师，以加强疗效；照料者在寻找穴位时可利用耳朵的模型进行比较来找出相应的穴位的大致位置。

其次就是精准地找到穴位，这个步骤会使用到探针，若没有可用棉签代替。照料者在对照耳模找到大概区域时，可在这个区域用探针或棉签点 3 个点，然后在患者诉说最痛的那个点贴上耳穴贴。

💡 温馨提示

注意事项

（1）在操作时应使用酒精对患者的耳朵和操作者的手指进行消毒。

（2）对胶布过敏的卒中后认知障碍患者可用黏合纸代替。

（3）一只耳朵最好是贴 3～5 个耳穴贴，且最好保留 3 天。

（4）耳朵处要注意防水，以免耳穴贴掉下来；如果不慎弄湿，可用吹风机吹干。

（5）不可在患者常睡方向的耳朵上贴耳穴贴，以免入睡后不慎压到耳穴贴，过分刺激而影响患者睡眠。

（6）患者在服用奥拉西坦的同时可以进行耳穴贴压，这有利于卒中后认知障碍的改善或日常生活能力的恢复。

（7）耳郭皮肤有炎症的卒中后认知障碍患者不可使用该疗法。

4）康复训练：目前，针对卒中后认知功能障碍的康复有多种训练方法，八段锦因动作简单、效果显著且不受场地、器材等限制，受到了广大老年人和患者的青睐。

患者可以通过日常练习八段锦，调身、调心、调息，促进肢体活动，行气活血，舒筋通络，提高患者的运动能力和日常生活的活动能力，并改善神经功能缺损，以此提高康复疗效。

另外，太极属于一种低强度的有氧运动，通过呼吸吐纳、心神合一来达到健神的目的。有氧运动能够通过强化、改善心肺功能直接改善老年人的健康状况。

（3）音乐疗法：音乐治疗是欣赏式音乐治疗和参与式音乐治疗相互结合的方法。

欣赏式音乐治疗是指让患者聆听事先录制好的音乐，并让患者在聆听和观赏的过程中或过程后产生自由联想；参与式音乐治疗是指患者通过参与音乐行为如演奏、演唱等来达到治疗与康复的目的。

音乐治疗优化了常规肢体康复治疗，改善了神经功能缺损；其应用音乐的韵律性、流畅性等特性对人体产生的影响，协助患者在治疗过程中达到生理、心理、情绪的整合，最终达到改善患者脑功能的目的。

（4）认知康复：认知康复可提高患者的注意力、记忆力、视觉忽视和执行能力。

📢 **你知道吗**

（1）**认知康复的定义**：基于对患者大脑行为缺陷的评估和理解，对治疗性认知活动进行系统的功能性干预；包括提供治疗活动以降低认知缺陷的严重程度。

（2）**认知康复主要基于两个原则**：一个是恢复，即通过反复练习来恢复认知功能。另一个是补偿，即通过指导患者弥补注意力缺陷的策略，从而最小化患者对注意力技能的需求。

（5）运动：卒中后认知障碍患者可以根据病情和康复需求选择需要的、可行的、喜爱的训练方式，适当进行体育锻炼以降低痴呆的风险，一般包括有氧耐力训练、力量训练、平衡训练、关节灵活性训练和功能性训练。

常见的有氧运动（图 4-10）包括散步、慢跑、骑自行车、有氧体操、瑜伽等，有氧运动干预能显著提高卒中患者的总体认知能力。常见的力量训练包括举哑铃、弹力带辅助运动等，患者进行抗阻力运动前要经过医师的专业评估，从而避免意外事件的发生。

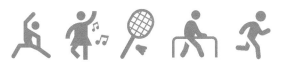

图 4-10　有氧运动示意图

💡 **温馨提示**

（1）急性期患者应以被动训练为主，活动各个肢体关节，尤其是患肢，每个关节全范围活动 3～5 次，2 次/天，每周 7 天。

（2）有氧耐力训练应每周进行 2～3 次。

（3）高龄老年卒中患者步行训练的速度可为每分钟 8～10 步，中度障碍者的步速可为每分钟 60 步左右。

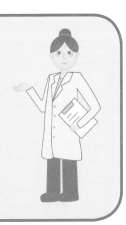

（6）特殊人群的非药物治疗方法：高龄卒中患者可采用认知运动疗法、电脑辅助认知训练、作业治疗、心理开导治疗、电流刺激大脑治疗、针灸疗法、娱乐疗法、音乐疗法、高压氧治疗的方法来改善认知功能。

📢 你知道吗

（1）电脑辅助认知疗法：是运用计算机的智能优势对卒中后认知障碍患者的注意力、记忆力、反应能力、逻辑思维等方面进行康复训练的方法，其中还包含脑功能量表测评系统。这一疗法的优势在于其治疗效果很明显且实惠；另外，它可以在医师的建议下自己操作。

（2）高压氧疗法：高压氧疗法是患者在高气压环境中吸入与环境等压的纯氧或氧分压超过 100kP 的高浓度氧以治疗疾病的方法。目前医疗机构使用高压氧舱进行治疗。高压氧疗法通过增加患者血液中的溶解氧量来达到改善症状和治疗疾病的目的。

💡 温馨提示

高压氧疗法的注意事项

（1）治疗前

1）患者在治疗前应做好相关检查，如血压测量、心电图、胸部 X 线片等。

2）患者在治疗开始前 20 分钟到达，并向医师反映自己的病情状况及身体情况。

3）进入治疗室前患者应排空大小便、少喝水。

4）有未处理的气胸、上呼吸道感染、支气管扩张、氧中毒史及处于妊娠期的卒中后认知障碍患者不能进行该治疗。

5）不能将易燃易爆品带入治疗室，如手机、打火机等。

（2）治疗时

1）治疗期间应放松身体，不用太紧张。

2）加压、减压一定要按照医护人员的要求执行。

3）减压过程中应平稳呼吸，不要屏气。

（3）治疗后

1）治疗结束后，可向医师报告在治疗过程中的感觉。

2）结束后若感到任何不适应及时告知医师。

3）遵医嘱按时吃药、测量血压等。

心理开导治疗：心理治疗与生理治疗一样重要，甚至有时比生理治疗更重要。当患者在患病期间感觉到心情经常低落甚至有不好的想法时，需要与主治医师交流。

心理开导治疗的方式有多种，医师常常运用谈话的方式，耐心地聆听患者的倾诉。

患者在家进行自我心理开导时，可尝试运用转移注意力、培养兴趣（如可以种花、养鸟或者学习下象棋等）或者尝试换个角度去考虑事情。

（7）合并有多重认知障碍的患者可以使用多模式干预来改善认知功能障碍。

3. 药物治疗

（1）西药治疗：目前临床用于改善卒中后认知障碍的药物主要有以下几类。药物的具体用法请遵医嘱。

1）胆碱酯酶抑制剂：代表药物有多奈哌齐、卡巴拉汀、加兰他敏。多奈哌齐对认知功能、日常生活能力有改善的优势。卡巴拉汀能改善认知功能却不能明显改善日常生活能力及精神行为症状。加兰他敏可改善认知功能、日常生活能力及精神行为症状，但它导致患者胃肠道发生不良反应的可能性较大。胆碱酯酶抑制剂的新剂型利斯的明透皮贴剂改变了给药途径，可减少胃肠道不良反应的发生。

💡 **温馨提示**

【不良反应】

1）不良反应包括恶心、腹泻等，但一般不会对患者造成很大的伤害，且这些不良反应在治疗数周后会逐渐减轻或消失。

2）少数患者会出现口干、食欲减退或增加、失眠或嗜睡、头晕等症状。

【禁忌证】

1）对药物成分或制剂中赋形剂、辅料有过敏史的患者禁止使用。

2）胆碱酯酶抑制剂在麻醉的情况下禁止使用。

3）多奈哌齐禁用于妊娠女性。

4）加兰他敏禁用于心绞痛及心动过缓者、严重哮喘或肺功能障碍的患者、重度肝脏损伤者、重度肾脏损伤者以及机械性肠梗阻、尿路阻塞或膀胱术后恢复期患者。

【注意事项】

加兰他敏服用后可能会引起头晕、嗜睡，会影响驾驶及操作机械的能力，特别是在服药的第1个星期内，所以建议服药期间，避免驾驶和机械操作。

2）N- 甲基 -D- 天冬氨酸受体拮抗药：代表药物为美金刚。美金刚可轻微改善认知功能，也可用于卒中后的血管性痴呆或混合性痴呆患者；其安全性和耐受性好。

温馨提示

【不良反应】

1）胃肠道不舒服，如恶心、腹泻；口干、多汗、睡眠质量差等。

2）心率加快。

3）过敏。

【注意事项】

1）癫痫患者、有惊厥病史或癫痫易感体质的患者应慎重服用美金刚。

2）美金刚应避免与 N- 甲基 -D- 天门冬氨酸受体拮抗药如金刚烷胺、氯胺酮或右美沙芬合用。这些药物与美金刚作用的受体系统相同，可能使药物不良反应的发生率增加或导致不良反应加重。

3）美金刚可能对患者的反应能力有轻度或中度影响，因此服用本品的患者在驾车或操作机械时需要特别小心。

3）其他药物：丁苯酞可用于治疗轻度、中度急性缺血性卒中，可改善皮质下非痴呆性血管性认知障碍患者的认知功能和整体功能。尼麦角林用于改善脑动脉硬化及脑卒中后遗症引起的欲望低下和注意力不集中、记忆力衰退、缺乏意念、忧郁、不安等。

💡 **温馨提示**

【禁忌证】

下列患者禁用

1）有严重出血倾向者不能使用丁苯酞。

2）有近期心肌梗死、急性出血、严重的心动过缓、直立性调节功能障碍、出血倾向的患者不建议使用尼麦角林。

【注意事项】

1）餐后服用丁苯酞会影响药物吸收，故应餐前服用。

2）丁苯酞尚未进行出血性卒中的临床研究，暂不推荐出血性卒中患者使用。

3）伴有高尿酸血症的患者或伴有痛风史的患者慎用尼麦角林。

4）有精神症状者慎用。

5）肝、肾功能受损者慎用。

6）服药期间禁止饮酒。

　　在临床实践中，医师优先推荐胆碱酯酶抑制剂（多奈哌齐、卡巴拉汀和加兰他敏）和 N- 甲基 -D- 天冬氨酸受体拮抗药美金刚用于卒中后血管性痴呆或混合性痴呆患者。

　　另外，双氢麦角碱、胞磷胆碱、脑活素以及银杏叶提取物等中成药对卒中后认知障碍也具有一定疗效。

📢 **你知道吗**

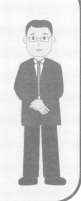

（1）研究表明，患者进行为期24周的多奈哌齐、卡巴拉汀治疗，其认知功能、日常生活能力明显改善；为期6个月的加兰他敏治疗，患者的执行能力得到显著改善。

（2）多奈哌齐、卡巴拉汀和加兰他敏相对于安慰剂，发生厌食、恶心、呕吐、失眠、腹泻的概率更高。

（3）在服用卒中后认知障碍药物出现过敏反应，如出现皮肤肿胀、发痒、皮疹、荨麻疹或呼吸困难，需停止服用药物，及时就医。严重的过敏反应可能致人呼吸困难，甚至出现暂时性的过敏性休克，从而危及生命。

在用药治疗卒中后认知障碍时，必须要注意以下几点。

（1）不建议将 α_2- 肾上腺素能受体激动剂（如可乐定）和 α_1- 受体拮抗药（如哌唑嗪）作为卒中患者的降压药。

（2）不建议用安非他明来促进卒中后患者的运动恢复。

（3）建议卒中后认知障碍患者在服用相关药物一段时间后到医院检查肝肾功能，若肝肾功能正常且吃药时没有任何不良反应则可继续服用；反之则要咨询医师是否需要更换药物。

（4）当患者觉得服用药物后对症状没有帮助时应该去询问主治医师能否加量，而不是擅自加量，因为有些药物过量服用会导致肝肾功能受损。

（2）中药治疗：中药治疗在慢性疾病的调理方面较有优势，且在我国比较受欢迎。卒中后认知障碍属于血管性认知障碍，是一种慢性、需要时间恢复的疾病。

中药在改善卒中后认知障碍患者的认知功能水平方面具有潜在优势，对改善其日常生活能力及神经功能缺损症状也有一定的疗效。

1）养血清脑颗粒：研究报道显示，养血清脑颗粒对治疗血管性认知障碍有一定疗效，尤其是其对慢性脑供血不足引起的认知功能障碍有良好的改善作用。

2）银杏叶提取物：研究报道显示，银杏叶提取物可延缓血管性认知障碍患者的认知功能下降。

3）中药汤剂：从古至今，中药复方广泛应用于呆病与中风病。但卒中后认知障碍属于新的西医疾病的诊断，尚未有充分的中药复方研究证据。所以，鉴于中药复方的应用讲究理法方药和辨证论治，需要由中医脑病专家进行诊治。

温馨提示

正如大家所熟知，中医看病"千人千方"，中医药治疗讲究辨证论治。因此上述药物只是一个参考，具体的能否服用、如何服用、什么时候服用应该在询问主治医师后再做决定。

卒中后认知障碍患者应该在专业中医医师的指导下服用对症的中药，不可盲目地听信他人推荐，更不应该随意服用成分不明的药物，以免对自身肝肾功能造成不可逆的损害。另外建议在患者患病早期及时介入中医药疗法。

⚠ **误区**

患有卒中后认知障碍一定要服药？

对于患有轻度的卒中后认知障碍的患者，可先采用非药物治疗方法来观察一段时间。如果症状好转，且未对日常生活造成太大影响，可以继续进行非药物治疗；如果症状没有改善，应及时就诊，寻求更多的建议。因此，当卒中患者怀疑自己患有卒中后认知障碍时，不要害怕看医师，医师会根据病情来给出最佳的治疗方案，未必需要马上服药治疗。

五、卒中后认知障碍的预后与转归

卒中后认知障碍的治疗目的是降低病死率、提高认知水平、改善精神行为症状、改善患者的日常基本功能、管理卒中后的其他功能缺损、预防认知功能进一步下降。

如果卒中后认知障碍的患者在经过治疗、康复训练后，患者本人的认知功能、语言能力、视觉忽视等有所改善，则表明治疗有效。

如果合并高血压、糖尿病、高脂血症等血管性危险因素，或长期不注意自身的饮食习惯、生活方式，卒中后轻度认知障碍很有可能进展为卒中后重度认知障碍，即卒中后痴呆（图4-11）。

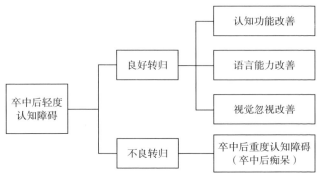

图 4-11　卒中后认知障碍的转归

　　卒中后认知障碍患者经过治疗、早期康复训练和临床规范化的护理管理，可有效改善神经功能、认知功能，促进患者的相关病症和临床表现的恢复，甚至可以回归社会正常生活。

> **📢 你知道吗**
>
> 　　视觉忽视指患者脑部的某些结构损伤导致其注意不到损伤结构对侧的空间；比如患者损伤的结构在脑的左边，那么他就会在吃饭时只看得到他右边的食物，或者临摹字帖时只能临摹右边部分。

第三节
出院后，我们能做什么

一、患者如何在日常生活中进行康复

　　卒中后认知障碍患者可以通过以下手段帮助自己康复。

　　1. 常规康复训练　在专业人员的评估和辅助下进行合适的坐位平衡训练、站立平衡训练、转移训练、步行训练及作业治疗等，

有利于患者康复。

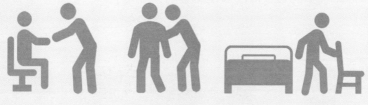
2. 记忆力训练　患者可以背数、倒背数、短文复述、词语配对，将联想法、分段法、编故事法等方法和技巧作为康复过程中的辅助治疗。

照料者可以准备一些照片或短语卡片与患者互动。比如可以找一串数字来让患者背诵；或准备卡片与患者通过比画猜词的方式来增强患者的记忆。

照料者也可以找一篇短文让患者阅读完后用自己的语言复述短文主要讲的内容或找一些英语单词给患者记忆；在这个过程中患者可以用联想法或编故事等方法来加强对内容的记忆，从而增强记忆力，如记忆 change——把这个单词分为 chang、e 两部分，用拼音就是嫦娥，所以联想记忆为嫦娥改变月球。

这种循序渐进的训练方式不仅有利于卒中患者认知功能的恢复，还可以在交流过程中让患者获得自我成就感和社会存在感。

3. 注意力训练　患者可以通过视觉跟踪（图4-15）、电脑游戏等来帮助注意力的恢复。照料者可以制作一些数字或图像卡片，让患者进行快速数字排序或图像匹配。如照料者可与患者商量好图片的内容是什么，然后照料者先用文字把图片内容描述出来，再让患者找到相对应的图片。

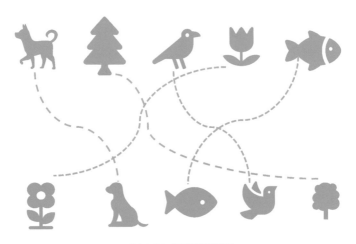

图4-15　视觉跟踪游戏

4. 计算力训练　照料者和知情者可以通过设计一些与日常生活有关的内容让患者进行计算。例如，照料者可以利用家中的生活用品模拟在超市买东西结账的情景来帮助患者计算能力的恢复；还可以列举一些简单计算式，让患者判断结果的对错。

温馨提示

（1）患者在认知障碍训练过程中应尽量避免使用镇痛药。

（2）注意力的康复治疗应先选择在一个安静的环境中进行，后续逐渐转变到正常的环境中。

（3）照料者可经常鼓励患者接触周边环境，病床建议放在显著的位置，并注意不要将患者一个人留在病房中。

（4）家属、朋友可以通过密切关注患者的情绪状态来了解患者的心理状况，消除患者除了认知问题外的心理障碍，有助于患者认知障碍的康复。

（5）在日常生活中和体检过程时患者应该密切关注与卒中后认知障碍有关的症状，如记忆力障碍、执行功能障碍、忽视、注意力不能集中等。

认知障碍患者除本身存在认知问题外，其他的心理状况也可能存在不同的障碍，如抑郁、消沉等。消除这些心理障碍可以提高患者对治疗的信心，有利于克服认知障碍，帮助患者顺利度过康复过程。

二、卒中后认知障碍患者应如何做好疾病管理

📢 你知道吗

为什么要进行疾病管理

绝大多数的卒中后认知障碍患者是对自身疾病认识得并不深入，甚至对该疾病有很多疑问和误解，常出现就医不及时、用药不规范等情况。

而积极地进行疾病管理，可帮助患者纠正不良的饮食习惯及日常生活方式，帮助患者及时控制自身病情以防止认知功能进一步下降，甚至达到改善认知功能障碍的目的。

在疾病管理时应该怎么做

（1）在饮食方面，患者或照料者应当注意以下几点。

1）以蔬菜、谷物、鱼类和不饱和脂肪酸为主。

2）少量食用肉类、饱和脂肪酸、牛奶及其奶制品。

3）不可过度饮酒，应避免摄入大剂量、高浓度酒精。

你知道吗

（1）不饱和脂肪酸多存在于一些蔬菜（如大蒜、大葱、洋葱等）、各种海鱼、酸奶、核桃、燕麦等食物中和大多数植物油中（如大豆油、玉米油等）。

（2）饱和脂肪酸多存在于动物油，如牛油、奶油、猪油等。

（2）运动方面

1）运动过程中患者如果出现与锻炼强度不相称的气短、面色苍白、出汗、气促、无力等情况，应该马上停止运动，就近躺下休息。

2）患者不能主动训练时可进行辅助或被动训练：比如针对行走不便的患者，照料者可使用一些辅助工具（如拐杖、测杆等）来协助进行训练，以防肌肉萎缩。

（3）定期复诊：医师往往会建议卒中后认知障碍患者在家恢复一段时间后到医院复诊。这是因为医师可能会根据患者的恢复程度调整治疗方案，从而达到最佳的治疗目的。

1）复诊的时候医师一般会问患者的问题

①感觉怎么样，是否比前段时间好一点？

②在恢复期间吃药是否有感觉不适的地方？

③卒中的症状是否有所缓解？

④认知功能恢复得怎么样？日常生活能力是否有所提高？

⑤之前的药是否还有剩余？

⑥最近的睡眠质量、饮食、大小便等情况怎么样？

2）患者要为复诊做哪些准备

①携带之前的一些检查报告，或者做好要重新做头部 CT 或 MRI 检查的准备。

②检查之前的药是否还有剩余，方便在复诊时给医师准确的答复。

③在医师建议的复诊时间的前 1 个星期可注意观察认知功能是否有所改善甚至恢复。

三、如何预防卒中后认知障碍的复发或加重

高血压、糖尿病、动脉硬化等血管性疾病为导致卒中后认知障碍的高危因素，高血压、糖尿病、动脉硬化患者更应该积极控制好这些危险因素，减少认知障碍发生的可能性。

此外，建议照料者和知情者在日常生活中积极鼓励和引导患者进行适当的体育锻炼，增加社会参与程度和认知储备。

四、如何更好地照料患者

患者的家人、朋友能够在哪些方面为患者提供帮助呢？

1. 家人、朋友应如何帮助照料卒中后认知障碍的出院患者

（1）应关注患者在日常生活中和体检过程中有无出现记忆力障碍、执行功能障碍、注意力不能集中等与认知功能相关的不适。

（2）还应加强对患者的健康科普教育，加强自身的护理能力，多与患者交流，重视对患者的心理疏导。

（3）还可以辅助、监督患者进行合适的体育锻炼，强健肌肉，以防出现肌肉萎缩。

（4）了解患者的营养状况，避免患者因缺乏维生素 D_3 和钙而跌倒，同时积极控制高血压、糖尿病、高脂血症等血管危险因素以降低认知障碍的发生风险。

📢 你知道吗

什么是执行功能障碍

执行功能通常是指参与控制大脑高级别的认知功能和监管低级别的认知过程和目标导向的行为。完整的执行功能能够使人独立完成一件有目的的事情。

而有执行功能障碍的患者，其智力、记忆力和运动技能测验结果可能是正常的，但是其整合协调这三者的能力是受损的。即患者表现出无法进行创新性工作、无法完成较复杂的任务、不能根据规则进行自我调整，不能对多件事进行统筹安排等症状。

作为照料者，可通过以下途径来避免卒中后认知障碍患者跌倒。

（1）及时发现并去除家中的危险因素。

（2）为摔倒高危患者提供桌椅报警器。

（3）提前接受相关的技能培训——掌握患者发生摔倒时应做什么，明白如何帮助患者从摔倒中爬起来，学会安全转移和调动患者。

2. 照料者应采取什么措施防止卒中后认知障碍患者走失

（1）避免患者独自出行。

（2）给患者佩戴卫星定位手表，利用智能手机对患者进行地理位置实时定位和跟踪。

（3）给患者穿戴智能鞋。

（4）在患者的衣服上放有联系方式等相关信息的卡片或二维码。

（5）可请求小区管理员协助，对患者进行出入登记。

五、卒中后认知障碍 10 条建议

序号	推荐强度	建议内容
1		卒中后需要在以下时间点注意认知障碍的发生或加重
	♥ D	(1)出院回家前 (2)康复治疗前
	★ C	(3)卒中发生后每 3 个月为一个时间点
2	♥ D	当卒中患者出现注意力无法集中、记忆力下降、康复治疗无预期进展等症状时，便要及时到医院进行相关的筛查与评估
3	👍 A	卒中后患者应积极控制高危因素的发生，如高血压、糖尿病、房颤，从而降低卒中后认知障碍的发生风险

序号	推荐强度	建议内容
4		非药物疗法的疗效如下
	♥ D	(1)物理疗法:重复经颅磁刺激或直接刺激以及约束诱导方法可以改善患者卒中后认知障碍,但应谨慎使用 (2)高龄卒中患者康复疗法:认知运动疗法、经颅直流电治疗、高压氧疗等方法常用于高龄卒中后认知障碍患者的康复治疗
	👍 A	(3)其他疗法:电刺激、音乐、认知康复等疗法常用来配合治疗卒中后认知障碍
5		中医药疗法的疗效如下
	👍 A	(1)可在卒中后认知障碍药物治疗的基础上采取中药治疗,但需专业人员辨证施治 (2)可用于改善卒中后认知功能障碍的中医疗法有针灸、八段锦、太极拳等
6	♥ D	患者在选择康复训练方式时,可根据自身情况、兴趣爱好选择一些有氧耐力训练、平衡训练、功能性训练等
7		防止患者跌倒或走失的措施如下
	👍 A	(1)及时发现并去除家中的危险因素,安装桌椅报警器
	♥ D	(2)照料者提前接受相关的技能培训,包括如何安全转移患者、患者摔倒后应做什么 (3)给患者佩戴卫星定位手表或在患者的衣服里放相关的联系方式
8		应培养健康的饮食习惯
	👍 A	(1)以蔬菜、谷物、鱼类为主,少食肉类、牛奶制品
	✔ B	(2)不可过度饮酒,应避免摄入大剂量、高浓度酒精

序号	推荐强度	建议内容
9		卒中后认知障碍患者居家管理应该做到如下几点
	👍 A	(1)可进行适当的体育锻炼
	♥ D	(2)要保持健康规律的生活方式,如避免熬夜、规律作息;注意劳逸结合
10	♥ D	照料者应加强对患者的健康科普教育,加强护理能力,以及加强与患者的交流,重视患者的心理疏导,从而增强患者对疾病康复的信心

⬤ 本章小结

　　总体而言,卒中后认知障碍需要得到卒中患者和照料者的充分重视。患者只有细心预防、密切关注、尽早干预,才能够防止疾病的发生与进一步恶化。照料者在患者日常疾病管理中发挥着重要的作用。在认知障碍发生前,患者应该养成良好的饮食习惯,保持适量的锻炼,劳逸结合,同时遵守医嘱管理好其他疾病,保证各项身体指标达到医师要求,防患于未然。一旦发现患者出现卒中后认知障碍症状,重视之余也不要惊慌,请做好准备及时前往医院就医,积极配合医师进行检查和治疗。出院后,患者要坚持健康的生活习惯,积极进行康复锻炼和疾病管理,防止疾病进展。

　　在疾病预防、发生、就诊等各环节中,照料者充当着十分重要的角色,不仅需要有效监督患者保持良好的生活习惯,还要在日常照顾过程中注意患者的状态,及时发现问题,与患者共同积极面对患病后生活上的各种改变。

参考文献

[1] 任汝静,王刚,陈生弟.对构建我国规范化记忆门诊的思考和展望 [J].内科理论与实践,2015,10(02):90-91.

[2] 侯慧卿,王晓曦,李沙,等.家庭功能与社会支持对中年卒中后抑郁的影响 [J].河北医药,2021,43(09):1326-1329.

[3] 北京神经内科学会睡眠障碍专业委员会,北京神经内科学会神经精神医学与临床心理专业委员会,中国老年学和老年医学学会睡眠科学分会.卒中相关睡眠障碍评估与管理中国专家共识 [J].中华内科杂志,2019(01):17-26.

[4] 张鹏,李雁鹏,吴惠涓,等.中国成人失眠诊断与治疗指南 (2017版)[J].中华神经科杂志,2018,51(05):324-335.

[5] American Academy of sleep medicine.国际睡眠障碍分类 [M].3 版.高和主译.北京:人民卫生出版社,2017.

[6] 刘玉景,彭敏,黄显军,等.失眠与卒中双向关联的研究进展 [J].中华神经科杂志,2020,53 (06): 475-480.

[7] ALLEN RP,PICCHIETTI DL,GARCIA-BORREGUERO D,et al. Restless legs syndrome/Willis-Ekbom disease diagnostic criteria: updated International Restless Legs Syndrome Study Group (IRLSSG) consensus criteria--history, rationale, description, and significance[J]. Sleep Medicine,2014,15(8): 860-873.

[8] 郭晨晨,王亚丽.卒中后失眠研究进展及治疗现状 [J].世界最新医学信息文摘,2018,18(88):114-115.

[9] BASSETTI CLA,RANDERATH W,VIGNATELLI L,et al. EAN/ ERS/ESO/ESRS statement on the impact of sleep disorders on risk and outcome of stroke[J].Eur J Neurol,2020,27(7): 1117-1136.

[10] 刘雪梅,张慧,陈士昌.老年卒中后失眠发生现状及影响因素研究分析 [J].世界最新医学信息文摘,2018,18(78):19-20.

[11] 中国老年保健医学研究会老龄健康服务与标准化分会,《中国老年保健医学》杂志编辑委员会,北京小汤山康复医院.中国高龄卒中患者康复治疗技术专家共识[J].中国老年保健医学,2019,17(01):3-16.

[12] 盛威,杨雪,吕凌,等.多导睡眠图观察经颅磁刺激联合音乐电针治疗卒中后睡眠障碍的临床研究[J].针灸临床杂志,2019,35(04):7-12.

[13] 王德玺,张宗平,刘红,等.体动记录仪在睡眠和睡眠障碍监测中的应用[J].生物医学工程学杂志,2014,31(01):210-213.

[14] GUPTA R,DAS S,GUJAR K,et al. Clinical practice guidelines for sleep disorders[J].Indian J Psychiatry,2017,59(Suppl 1): S116-S138.

[15] MANBER R,CARNEY C,EDINGER J,et al. Dissemination of CBTI to the non-sleep specialist: protocol development and training issues[J]. Journal of Clinical Sleep Medicine,2012, 08(02):209-218.

[16] RIEMANN D,BAGLIONI C,BASSETTI C,et al.European guideline for the diagnosis and treatment of insomnia[J]. Journal of Sleep Research,2017,26(6):675-700.

[17] 向小军,刘铁榜,王传跃,等.苯二氮䓬类药物的不良反应及处理[J].中国药物滥用防治杂志,2017,23(05):256-260.

[18] 周业勤.论慢病管理的对象及方法[J].中国卫生事业管理,2011,28(10):788-790.

[19] 赵忠新,张鹏,黄流清.中国成人失眠诊断与治疗指南[J].中华神经科杂志,2012(07):534-540.

[20] 沈显生.生命科学概论[M].北京:科学出版社,2007.

[21] KUSHIDA CA,CHEDIAK A,BERRY RB,et al. Clinical guidelines for the manual titration of positive airway pressure in patients with obstructive sleep apnea[J].J Clin Sleep Med,2008,4(2): 157-171.

[22] MEYER C,BARBOSA DG,JUNIOR GJF,et al.Proposal of cutoff

points for pediatric daytime sleepiness scale to identify excessive daytime sleepiness[J]. Chronobiology International, 2018; 35(3),303-311.

[23] AO KH,HO CH,WANG CC,et al.The increased risk of stroke in early insomnia following traumatic brain injury:a population-based cohort study[J]. Sleep Medicine,2017(37): 187-192.

[24] 陆林 , 王雪芹 , 唐向东 . 睡眠与睡眠障碍相关量表 [M]. 北京 : 人民卫生出版社 ,2016.

[25] 王少石 , 周新雨 , 朱春燕 . 卒中后抑郁临床实践的中国专家共识 [J]. 中国卒中杂志 ,2016,11(08):685-693.

[26] WARNER JJ,HARRINGTON RA,SACCO RL,et al. Guidelines for the early management of patients with acute ischemic stroke:2019 update to the 2018 guidelines for the early management of acute ischemic stroke[J].Stroke,2019,50(12): 3331-3332.

[27] 朱欣茹 , 侯晓莉 , 刘梦珂 , 等 . 卒中后抑郁的最新诊疗研究进展 [J]. 医学综述 ,2020,26(13):2596-2600.

[28] HACKETT ML,PICKLES K.Part I:frequency of depression after stroke: an updated systematic review and meta-analysis of observational studies[J]. Int J Stroke,2014,9(8):1017-1025.

[29] LANCTÔT KL,LINDSAY MP,SMITH EE,et al.Canadian stroke best practice recommendations: mood, cognition and fatigue following stroke, 6th edition update 2019[J].Int J Stroke,2020, 15(6):668-688.

[30] 权彤 , 董艳 . 日本社会血缘、地缘和业缘关系的解体与重构——基于社会整合理论的分析 [J]. 中北大学学报 (社会科学版),2015, 31(05):85-91.

[31] HAMILTON M.A rating scale for depression[J].J Neurol Neurosurg Psychiatry,1960,23(1):56-62.

[32] 周丽华 , 罗鸿超 , 杨俏兰 , 等 . 失语性卒中后抑郁测评工具的研

究进展 [J]. 护理学报 ,2013,20(05):27-29.

[33] ZHANG T,ZHAO J,LI X,et al. Chinese Stroke Association guidelines for clinical management of cerebrovascular disorders:executive summary and 2019 update of clinical management of stroke rehabilitation[J].Stroke Vasc Neurol,2020,5(3):250-259.

[34] SCOTTISH INTERCOLLEGIATE GUIDELINES NETWORK (SIGN).Management of patients with stroke Rehabilitation, prevention and management of complications, and discharge planning:a national guideline[J].2010.Access from https:// www.sign.ac.uk/media/1056/sign118.pdf.

[35] 邓培颖 , 孙华 . 卒中后抑郁的针灸治疗临床研究进展 [J]. 中医药信息 ,2021,38(01):67-71.

[36] 赵修芬 , 黄碧霞 , 姚如婕 . 温和灸联合情志护理对卒中后抑郁患者的影响 [J]. 蛇志 ,2019,31(03):391-392+416.

[37] 信馨 , 滕立英 , 王素巍 , 等 . 中医情志护理干预对卒中后抑郁患者心理健康的影响 [J]. 西部中医药 ,2020,33(04):140-143.

[38] 李玉华 , 许继宗 , 王铭慧 , 等 . 五行体感音乐疗法在卒中后抑郁患者情志护理中的应用观察 [J]. 中医药导报 ,2017,23(16):124-126.

[39] 倪小佳 , 陈耀龙 , 蔡业峰 , 等 . 中西医结合卒中循证实践指南 (2019)[J]. 中国循证医学杂志 ,2020,20(08):901-912

[40] 王豆 , 李涛 , 闫咏梅 . 中医药治疗卒中后抑郁的研究进展 [J]. 辽宁中医杂志 ,2021,48(10):212-216.

[41] 孟宪良 , 赵娜 , 张宁 , 等 . 卒中后抑郁的研究进展 [J]. 中国实用神经疾病杂志 ,2019,22(18):2082-2088.

[42] 赵彬 , 唐强 , 王艳 , 等 . 太极拳对卒中后抑郁患者运动功能及抑郁状态的影响 [J]. 中国康复理论与实践 ,2017,23(03):334-337.

[43] MOUNTAIN A,PATRICE LINDSAY M,TEASELL R,et al. Canadian Stroke Best Practice Recommendations: rehabilitation,recovery,and community participation following

stroke. part two:transitions and community participation following stroke[J]. Int J Stroke,2020,15(7):789-806.

[44] 董强, 郭起浩, 罗本燕, 等. 卒中后认知障碍管理专家共识 [J]. 中国卒中杂志,2017,12(06):519-531.

[45] 程蕊容, 辛秀峰, 刘章佩, 等. 卒中后认知障碍的研究进展 [J]. 临床荟萃,2018,33(01):89-92.

[46] 王鑫, 孙彩花, 施伟, 等. 音乐疗法对卒中后认知障碍的临床疗效 [J]. 实用临床医药杂志,2014,18(19):10-13.

[47] WINSTEIN CJ,STEIN J,ARENA R,et al. Guidelines for adult stroke rehabilitation and recovery: a guideline for healthcare professionals from the american heart association/american stroke association[J]. Stroke,2016,47(6):e98-e169.

[48] 林志诚, 薛偕华, 江一静, 等. 中医康复临床实践指南·卒中 [J]. 康复学报,2019(06):6-9.

[49] 杨珊莉, 蔡素芳, 吴静怡, 等. 中西医结合康复临床实践指南·认知障碍 [J]. 康复学报,2020,05:343-348.

[50] BRUCKI SMD,FERRAZ AC,DE FREITAS GR,et al. Treatment of vascular dementia recommendations of the scientific department of cognitive neurology and aging of the Brazilian Academy of Neurology[J].Dement Neuropsychol,2011,5(4): 275-287.

[51] GORELICK PB,SCUTERI A,BLACK SE,et al. Vascular contributions to cognitive impairment and dementia: a statement for healthcare professionals from the american heart association/american stroke association[J].Stroke,2011, 42(9):2672-2713.

[52] 彭丹涛, 邵文. 脑小血管病相关认知功能障碍中国诊疗指南 (2019) [J]. 阿尔茨海默病及相关病,2019,2(03):405-407.

[53] TEASELL R,SALBACH NM,FOLEY N,et al. Canadian Stroke Best Practice Recommendations: rehabilitation, recovery, and community participation following stroke part one:

rehabilitation and recovery following stroke;6th edition update 2019[J].Int J Stroke,2020,15(7):763-788.

[54] 中国老年保健医学研究会老龄健康服务与标准化分会 ;《中国老年保健医学》杂志编辑委员会 . 居家 (养护) 失智老人评估、康复和照护专家建议 [J]. 中国老年保健医学 ,2018,16(03):34-39.

[55] 贾建平 , 王荫华 , 杨莘 , 等 . 中国痴呆与认知障碍诊治指南 (六): 痴呆患者护理 [J]. 中华医学杂志 ,2011(15):1013-1015.

[56] MANAGEMENT OF STROKE REHABILITATION WORKING GROUP. VA/DOD clinical practice guideline for the management of stroke rehabilitation[J]. J Rehabil Res Dev, 2010,47(9):1-43.

[57] NATIONAL INSTITUTE FOR HEALTH AND CARE EXCELLENCE. Stroke rehabilitation in adults[J].https://www.nice.org.uk/guidance/cg162xz.

[58] 段建钢 . 卒中后认知障碍的最新循证医学证据 [J]. 中国现代神经疾病杂志 ,2009,9(05):423-427.

[59] ESKES GA, LANCTÔT KL, HERRMANN N, et al. Canadian Stroke Best Practice Recommendations: mood, cognition and fatigue following stroke practice guidelines, update 2015[J].Int J Stroke, 2015,10(7):1130-1140.

[60] 王俊 . 中国卒中后认知障碍防治研究专家共识 [J]. 中国卒中杂志 ,2020,15(02):158-166.

[61] London:The Royal College of Physicians.National clinical guideline for stroke[J].The Royal College of Physicians. Access from https://www.rcplondon.ac.uk/guidelines-policy/stroke-guidelines.

[62] 汪凯 , 董强 , 郁金泰 , 等 . 卒中后认知障碍管理专家共识 2021[J]. 中国卒中杂志 ,2021,16(04):376-389.

[63] 王晓明 , 谢建平 . 重复经颅磁刺激技术及其临床应用进展 [J]. 国外医学 (物理医学与康复学分册),2004(01):43-46.

[64] 刘书芳 , 倪朝民 . 卒中后认知障碍的研究进展 [J]. 中国临床康

复 ,2006(34):139-141.

[65] 郑玉惠 . 八段锦运动对卒中后认知功能障碍患者认知功能影响的随机对照研究 [D]. 福州 : 福建中医药大学 ,2018.

[66] 中国医师协会神经内科分会认知障碍专业委员会,《中国血管性认知障碍诊治指南》编写组 .2019 年中国血管性认知障碍诊治指南 [J]. 中华医学杂志 ,2019(35):2737-2744.

[67] 罗媛媛 , 安丙辰 , 郑洁皎 . 八段锦在卒中康复中的应用进展 [J]. 中国康复理论与实践 ,2019,25(09):1057-1059.

[68] ZHENG G,ZHOU W,XIA R,et al. Aerobic exercises for cognition rehabilitation following stroke:a systematic review[J].J Stroke Cerebrovasc Dis,2016;25(11):2780-2789.

[69] ANGEVAREN M,AUFDEMKAMPE G,VERHAAR HJ,et al. Physical activity and enhanced fitness to improve cognitive function in older people without known cognitive impairment[J].Cochrane Database Syst Rev,2008,(3):CD005381.

[70] 石庆丽 , 燕浩 , 陈红燕 , 等 . 静息态功能磁共振成像及其在认知障碍中的应用 [J]. 中国康复理论与实践 ,2013,19(11):1029-1031.

[71] LOETSCHER T,LINCOLN NB. Cognitive rehabilitation for attention deficits following stroke[J].Cochrane Database Syst Rev,2013(5):CD002842.

[72] 林素莲 , 高惠珍 , 颜艺农 . 高压氧治疗的禁忌症 [J]. 北方药学 , 2011,8(08):97.

[73] 贾新燕 , 谭婷婷 , 王单 , 等 . 调神益智艾灸法对轻度认知障碍患者认知功能及睡眠质量疗效观察 [J]. 康复学报 ,2017,27(06):5-8.

[74] 中华中医药学会 . 艾灸 [J]. 风湿病与关节炎 ,2013,2(06):78-80.

[75] 张志全 , 田欣 , 杨新国 , 等 . 耳穴贴敷联合奥拉西坦治疗卒中后认知功能障碍 144 例分析 [J]. 山西医药杂志 ,2016,45(12):1438-1440.

[76] 史海锋 . 奥拉西坦联合耳穴贴敷法治疗卒中后血管性认知功能障碍疗效分析 [J]. 临床医学研究与实践 ,2017,2(23):24-25.

[77] 申伟 , 曾子修 , 金香兰 , 等 . 中药治疗卒中后认知障碍疗效和安

全性的系统评价 [J]. 中国实验方剂学杂志 ,2020,26(11):185-193.

[78] 彭玉华 , 常万生 , 王永红 . 养血清脑颗粒对慢性脑供血不足患者认知功能障碍的影响 [J]. 中西医结合心脑血管病杂志 ,2014,12(01):53-55.

[79] DEMARIN V,BAŠIĆ KESV,TRKANJEC Z,et al. Efficacy and safety of Ginkgo biloba standardized extract in the treatment of vascular cognitive impairment: a randomized, double-blind, placebo-controlled clinical trial[J].Neuropsychiatr Dis Trea,2017,13:483-490.

[80] 中国高血压防治指南修订委员会，高血压联盟 (中国)，中华医学会心血管病学分会 , 等 . 中国高血压防治指南 (2018 年修订版)[J]. 中国心血管杂志 ,2019,24(01):24-56.

[81] SKROBOT OA,BLACK SE,CHEN C,et al. Progress toward standardized diagnosis of vascular cognitive impairment: Guidelines from the Vascular Impairment of Cognition Classification Consensus Study[J].Alzheimers Dement,2018;14(3):280-292.

[82] 王维治 . 神经病学 [M].2 版 . 北京 : 人民卫生出版社 ,2013.

06检